病気の壁

和田秀樹
Wada Hideki

興陽館

はじめに——病気はこわくない、壁を超える。

年をとれば誰もが「病気の壁」にぶち当たります。

「病気の壁」はある日突然やってきます。誰もこれを避けられません。幸せな老後をこれから過ごそうとしていた矢先に「病気」になったりしてしまいます。

病気になったからといって、けっして「かかったら人生おしまい」ではありません。「病気も人生」なのだから病気といっしょに生きていけばいいのです。

正しく知ってこわがらずメンテナンスすれば、病気になってもこれまでどおりに生きられます。

もちろん多くの人が病気になんてなりたくないと思っていることでしょう。

本書を手にとってくださったみなさんも「病気になんてなりたくない」、「病気になっても乗りこえたい」と考えておられるのでしょう。

それはもちろん当然のことです。**いつまでも健康で元気でいたいものです。**生きている限りは元気でいたいものだとわたしだって思います。でも残念ながら病気は避けることはできません。

超高齢社会を迎え「人生100年時代」に突入しましたが、その実、日本は寝たきり大国。これではもろ手をあげて喜べません。

みなさん、誰かの手をかりながら病気をかかえて暮らしています。

年をとれば誰でも何かしら身体の不具合に悩むものなのです。

老化にともない「病気の壁」にぶつかるのです。

あるいはそれはただの「老化の壁」かもしれません。たとえば人間ドックの血液検査の結果、最近はｅＧＦＲという腎臓の糸球体という部分でろ過される血液量があらわされることが多くなりました。これが低下していると腎臓の機能が衰えていることになります。

これが低下した中高年世代の人の多くが、「塩分のとりすぎや、メチャメチャな食生活を送っていたことのツケが回ってきた」などととらえてしまいがちです。でも自分を責める必要があるかどうかは疑問が残るところ。なぜなら、年をとれば誰でもおのずと腎機能は低下するからです。

また、一般には糖尿病でもない限り、透析はずいぶん先の話になります。

腎臓だけではありません。

かつてわたしが30年以上にわたってたずさわっていた高齢者専門の総合病院「浴風会病院」では、年間に１００人程度の死後解剖がおこなわれていましたが、85歳以上になって脳にアルツハイマー型の変化が見られない人も、身体中のどこにもがんが見つからない人も、動脈硬化のない人もいませんでした。

つまり誰でも年をとれば病気になるといえるのです。

このことを目の当たりにしたわたしは、いつしか高齢者に関しては「病気なのではなくただの老化現象なのではないか」と考えるようになりました。年をとれば、髪が抜けたり白髪になったりしますが、これを病気というのか？　いいませんよね。

そもそも、この国では病気の基準というのが非常に大雑把であることが気になります。

たとえば肝臓の場合、ＡＳＴやＡＬＴの数値が基準値よりグンと高い場合は「急性肝炎」や「慢性肝炎」などになっていることが考えられるため、放置しておくと肝硬変や肝臓がんという深刻な病に転じ、命とりになる可能性もあります。早い段階で数値を下げるべく治療を始めるべきでしょう。

ところがコレステロール値のように、本当に高いことが病気かわからない数値でもちょっと数値が高いというだけで、正常値を目指して薬を処方する医者が少なくありません。

あわてて薬を飲み始めた人が、数値を下げるのと引きかえに、薬の副作用による慢性的なダルさを覚えるようになるなど、かえって調子が悪くなるというのもよくある話です。これって本末転倒だと思いませんか?

あるいは薬の量について。日本では、成人男性と80代のおばあさんに同じ量の薬が処方されているのが現状です。立派な体躯の成人男性と年齢にともなって体力のなくなった90歳で35キロくらいしかないおばあさんを十把一絡げにとらえてしまうというのは、あまりにも乱暴だと思いませんか?

こうした大雑把でかたよった日本の医療体制と対峙していくためにわたしが提唱したいのは、『病気って何だろう? 自分にとってふさわしい医療とは?』と考えることから始めませんか」というもの。

自分なりの病気の定義を備え、自分の考えをもって対処法を考えることこそが、「病気の壁」を乗りこえるための第一歩なのです。

そこで本書では、病気のとらえかた、病院や医師の選びかた、健康診断や薬、**食生活などについてわたしの考えを忌憚なく記しました。**医者がこんなこといっていいの？　と思う人がいるかもしれません。なにしろ日本医療界の異端児という異名をとるわたしの個人的な見解なのですから。

ただし、わたしには６０００人を超える高齢者を35年にわたって診てきたという臨床経験がありますが、立派な大学病院の先生がいうことでも、日本における大規模比較調査でエビデンス（科学的根拠）があるものはないに等しいことも付け加えておきたいと思います。そのうえで、これまでの医学常識かわたしのいうことを選んで欲しいのです。

少なくとも自分なりの答えを導き出すためには、さまざまな意見を知っておくことが大切。こういうとらえかたもあるのかと参考にしながら、日本の医療の真実を知って驚きながら、**正しい知識を備えながら、納得のいく「病気の壁」の乗りこえかたを見つけていただくことができれば嬉しいと思います。**

病気の壁　目次

第一章

病気の壁――「病気」は誰も避けられない。ではどうする？……17

第二章

うつの壁――「うつ」はこうして増殖していく……93

第三章

医者選びの壁——「医者」選びを間違えれば早死にする……149

第四章

健康診断の壁――「健康診断」が病気をつくる……197

第五章

健康寿命の壁──「健康寿命」をのばす効果的な方法……223

第一章

病気の壁

「病気」は誰も避けられない。ではどうする？

病気になってもへこまない

いきなりですが、わたしには高血圧と高血糖の持病があります。こんなことを告白すると、医者の不養生という声が聞こえてきそうですが、誰に何と揶揄されても、なってしまったものはしょうがない。そう思っています。

別に医者でなくても同じこと。「どうしてこんなことになってしまったのだろう?」と考えることに何の意味もありません。考えてみたところで時間は巻き返せないのですから。

もちろん今後のために、過去の生活習慣を振りかえり、何がいけなかったのかと考え、改善に努めることは大切なのですが、なるときにはなってしまうというのが病気なのです。

身も蓋もないことをいわないで欲しいといわれても、これが現実。病気に限らず人生そのものが儘ならないものなのではありませんか？　しかも何が起こるかわからないのが人生なのです。

決まっているのは、いつかは死ぬということだけ。どう生きるかはその人の自由ですが、精神科医であるわたしが思うに、もっとも楽な生きかたはよけいなことで悩まないこと。それに尽きます。

日本人の多くが「努力さえすればなんとかなる」という精神性を備えているように思うのですが、病気はときとしてたゆまぬ努力さえ無視して襲いかかってきます。ものすごく勉強して無農薬野菜などにこだわり、おいしさは度外視して、身体にいい食事に徹していた人でもがんになるときはなるのです。

喫煙歴ゼロなのに肺がんになる人もいれば、チェーンスモーカーでもピンシャンしている人もいる反面、アルコールを一滴も飲まない人が肝臓を悪くすることもあれば、大酒飲みでも大病とは無縁な人もいるのです。

あまりにも理不尽だと思ってしまいがちですが、たとえば肺がんの場合、喫煙は肺がんの要因の一つではあっても、原因ではないということです。むしろクヨクヨするといったネガティブ思考で免疫力が下がるほうががんになりやすいという問題もあります。

がんというのは、身体で毎日万単位でつくられる出来損ないの細胞を免疫力の低下により掃除しきれなくなった際に、そのうちの悪い種類の細胞が増殖したときにできるものです。

また免疫細胞の活性が低下するとがん細胞が増殖しやすくなるとされています。

また、がん細胞のもとを掃除する役目を果たす免疫細胞はストレスに弱いとされています。

こうしたことから、がんの最大の対処法はストレスを減らし、免疫活性を低下

させないことだとわたしは考えています。

「病は気から」というように、がんに限らず、どんな症状を抱えた場合にもクヨクヨするのはよくありません。

ですから「なってしまったものはしょうがない」と開き直り、まずは現実をしっかりと受け止めること。感情的になった挙句に冷静さを失っていては、これからの対策について熟考することができません。

「来るなら来い」でいいじゃないか

病気になってしまったらどうしようと怯えている人もいますが、見えない未来に怯えるのも、これまた意味のないことだといえそうです。

なったらなったときに考える。もっといえば、「来るなら来い」というくらい

の心持ちでいたほうがいいという気がします。

「はじめに」でも触れましたが、かつてわたしが30年以上にわたってたずさわっていた高齢者専門の総合病院「浴風会病院」では、年間に100人程度の死後解剖がおこなわれていましたが、85歳以上になってがんや認知症のような解剖でわかる病気が見つからない人はひとりもいませんでした。

がんにはみんなかかっていましたが、死因ががんの人は3分の1で、残りは知らぬが仏で、多くのかたが自分のがんに気づかぬまま、したがって苦しい治療をすることもなく、眠ったように息をひきとっていたのです。

いずれにしても誰でもいつかは病気になります。老化するということはそういうことなのです。

病気になる前からよけいな心配をするより、今日という日を楽しむことのほうがずっと大切だとわたしは思うのですが、いかがでしょうか?

ただし、病気になったときにどういう態勢で臨むかというざっくりとした指針は立てておいたほうがいいのです。医者にすすめられるままに治療を進めてしまい、手術しない方法もあったのではないか？　こんなに薬の副作用がきついなんて聞いてなかったなどと後悔してもあとの祭り。そんなことにならないように自分のことは自己責任で対処すると腹を括りましょう。

そのうえで、わたしのような高齢者を多く診ている医師の意見も参考にする、さまざまな人の体験談に耳を傾ける、雑誌の病気特集などを読むようにするなど、情報は集めておいたほうがいいと思います。

なんだか具合が悪いと感じたときに、「もしかしたら」とピンと来るか来ないか、それが運命の分かれ道だということもあるのですから。

数値が正常ならいいわけじゃない

わたしの場合は、40代に入ってしばらくしたころから血圧を測るたびに200㎜Hgを超えるようになりました。

周知のように血圧とは、血液が動脈を流れるときに血管の内側にかかる圧力のことで、「上」は心臓が収縮して血液を送りだしたときの最高血圧、「下」は心臓が拡張したときの最低血圧を示します。

診察室で測って「上」が140㎜Hg以上、「下」が90㎜Hg以上になると高血圧と診断されるのが現状です。ただ、多くの高齢者を診て、血圧が少々高くても、血管が破れることはないと知っていたうえ、自覚症状もなく、血圧が高いほうが頭はっきりするので、200~220という数値でも放置することにしました。

ということで何の自覚症状もなかったので5年ほど放っていたのですが、高校時代の同級生が大阪で心臓クリニックを開業したと知り、この機会にと心臓ドックを受けたところ、幸いなことに冠動脈の狭窄などはなかったのですが、わたしの血管年齢は90歳だといわれました。

血圧が高い＝心臓がバクバクと激しく動いている状態なので、この5年のうちに次第に心臓の筋肉が肥大し、心臓の部屋が狭くなる「心肥大」の状態になり、このままだと心不全になるとその医師にいわれました。

心不全になると、少し歩いただけで息が切れるようになってしまうと思ったわたしは、初めて血圧の薬を飲み始め、正常値の140㎜Hgまで血圧を下げることに成功しました。

ところが途端に調子が悪くなってしまったのです。わたしは動脈硬化もあるため正常値では酸素やブドウ糖が運べなくなるのでしょう。とにかく頭はボンヤリするし、足元はフラつくし、倦怠感も覚えるようになって、かつて味わったことがないほどしんどい。しんどくてしんどくてたまらない。

数値は正常値になったとはいえ、こんなにしんどいまま残りの人生を生きるのは嫌だなと思いました。ということで、勝手に薬の量を半分にして、今は170㎜Hgという世間や医者の世界では危険だといわれる数値でコントロールしています。

先に自分のことは自己責任で対処すべきだとお伝えしましたが、わたしは「今を生きるか、寿命をとるか」という選択を迫られ、今を生きるほうを選んだのです。

これも一つの生きかた。自分が納得できるなら後悔はないでしょう。納得のうえ、後悔しない生きかたをするためには、いろいろな知識を得ておくことが大切です。

高血圧患者は日本に４３００万人！

現在、日本には高血圧という病名がついている人が４３００万人いるといわれています。

わたしの周囲にも高血圧だと自覚している人がワンサカいて、会食などでは「減塩中なのだ」というのが合言葉のようになっているほどです。なにしろ健康診断や人間ドックで基準値をちょっと超えただけで、高血圧の人になってしまうのですから。

でも高血圧は病気なのでしょうか？

高血圧の何が悪いのかといったら、わたしのような心不全や心筋梗塞や脳卒中といった重篤な病気を引きおこす要因だからです。

たとえば脳卒中などになると死んでしまうこともあるし、命が助かっても言語障害や手足のしびれといった後遺症が残ることもあります。

つまり脳卒中は病気だといえるのですが、**高血圧はあくまでも脳卒中という病気になりやすい状態だというだけで病気ではないというのがわたしの見解です。**

高血圧そのものが病気だと断定し、「降圧剤を飲んで血圧を正常値に下げましょう」「脳卒中の予防のために血圧を下げる薬を飲みましょう」とすすめる医師が珍しくありませんが、科学的な根拠に乏しいのが気になります。

60歳以上を対象にした大規模臨床研究によると、「上」の血圧が170㎜Hg程度の人が降圧剤を服用した場合に、5年以内に脳卒中になる確率は6パーセント。服用しない場合は10パーセントという結果でした。

ここだけ見ると降圧剤は効果があるということになります。とはいえ一方で、薬を飲んでも脳卒中になる人は6パーセント、薬を飲まなくても脳卒中にならない人は10パーセントというデータもあり、全体的に考察すれば、「降圧剤を飲めば脳卒中を防げる」と断定できるものではないのです。

むやみに薬を飲まない

しかも、この大規模調査はアメリカのものときています。日本でも医学部の教授たちによる「血圧が高い人に降圧剤を飲ませた場合と飲ませなかった場合の10年間のフォローアップ研究」をおこない、どちらが脳卒中になる割合が高いのか、どちらが死亡率が高いのかといった大規模比較調査をやって欲しいのだと思うのですが……。

ここには医療保険制度の問題が絡んでいます。アメリカでは、民間の保険会社が医療費の支払いをしているので、このような大規模比較調査に基づいたエビデンス（科学的根拠）を出さないと保険会社が薬代を出してくれません。

一方、日本ではエビデンスのない医療サービスでも保険で認められた治療であれば、公的保険から医療費が支払われるので、大規模比較調査をやるインセンティブが働かないのです。そして、アメリカの調査研究をもとに治療がおこなわれる。

ついでにいうと、たとえば、アメリカで血糖値をやや高めにコントロールしたほうが死亡率が下がるというデータが出ても、日本は基準値を何年も遅れて変更するように、昔のアメリカのデータをもとに治療をおこなうのです。

でも、これって根本的に変な話だなとわたしは感じます。欧米人と日本人では体型も違えば食生活も違うのに、欧米人のエビデンスが日本人に当てはまるとは思えないのです。

アメリカの死因トップは心疾患、日本の死因トップはがんです。日本の場合、がんで死ぬ人は心筋梗塞で死ぬ人の12倍もいるのです。なにかと事情の違うアメリカのデータをそっくりそのまま使うのは乱暴で、なぜこんなことがまかり通っているのか不思議でなりません。

いずれにしても日本人に関する「血圧が高い人に降圧剤を飲ませた場合と飲ませなかった場合の大規模比較調査」の結果がどうであるのかもわからないままに、医者は高血圧気味な人にも薬を処方する。

高血圧気味な人は病気を予期された状態でしかないのに、自分は病気だと思いこんで薬を飲む。こうして日本は病人大国になっているのです。

わたしも降圧剤の力を借りて血圧をコントロールしているのですから、薬を飲んではいけないなどといいたいわけではありません。

ただ、何の症状もないのなら薬に頼るのはまだ早いのではないか？　と考えてみることの必要性を感じます。

わたしがそうであったように、数値が下がっても副作用で具合が悪くなるのでは本末転倒といえるでしょう。

医療費のむだ使いという観点から見ても、もう少し慎重であるべきです。基準値はあくまでも基準値であり、目安でしかありません。まずは自分の身体と向き合うこと。データの数値がどうであろうと、自分がもっとも快適に暮らせる身体の状態を探り、そこに標準を合わせていくことが大切だとわたしは思うのです。

病気になっても普通に暮らせる

先に血圧を170㎜Hgに保ち、快適な生活をとり戻したという話をしましたが、わたしにはもう一つ高血糖という持病があります。こちらのほうが悪化してしまい、忘れもしない２０１９年の正月のこと、喉が渇いて仕方がなくて10分おきに水を飲まずにはいられない状態になりました。

夜中は夜中で尿意に悩まされ、幾度もトイレに駆けこむ生活が続いた挙句、ひと月のあいだに5キロも痩せるという非常事態に陥ってしまったのです。

そこでバイト先の病院で血糖値の検査を受けたところ、なんと６６０㎎／dℓに跳ね上がっていることが判明したのです。正常な男性の血糖値が１１０㎎／dℓ(空腹時食後では１４０㎎／dℓ)であることを鑑みると、いや、鑑みるまでもなく、ただならぬ数値です。急に血糖値が上がり、体重も減っていたのですい臓がんの疑いもありましたが、検査では見つかりませんでした。

こんなにひどい糖尿病でもインスリンを使うとやめられなくなるのも、低血糖が起きやすいのも知っていたので、知り合いの医者に頼み、弱めの血糖降下剤を使うのですが、あまり下がりません。

最終的に、本で読んだスクワットを始め、少し身体を動かすことにしました。それまではどこにいくにも車で移動していたのですが、できる限り歩くことにしたのです。

それで300mg／dℓくらいまで血糖値を下げ、低血糖がこわいので、そのくらいでコントロールすることにしました。そして歩き続けていたのですが、逆に運動がよくなかったようで、2年後のある日、胸がピューピューいうといった症状が起こりました。

診断は心不全でした。このままいくと、ちょっと歩いただけで息が切れるようになるはずです。

いよいよきたか、もはやここまでかと腹を括りましたが、利尿剤を飲んだらおしっこが近くなった代わりに息切れもなくなり、30メートル先の信号が青ならダッシュできる状態になりました。いつまでもつかわかりませんが、なんとか心不全でない状態で生きていられています。

血糖値のほうは、今は300㎎／dℓ程度に保っています。よい数字とはいえませんが、かつて浴風会で血糖値が正常に戻ったものの、明け方になるともうろうとしたり、失禁してしまうようになる人を多数見ていたので、低血糖はこわいということのほうが強く印象に残っているのです。

正常まで下げたら低血糖の時間帯ができてしまうので、低血糖が起こりそうもない300㎎／dℓでコントロールしているのです。

それに、300㎎／dℓ程度で問題なく暮らしています。それどころか、膨大な仕事を抱えて人の何倍もの量の仕事をこなし、今年の3月には9冊の本を出版しています。

心不全と診断されてもちょっとした服薬で元気をとり戻したわたしとしては、これまでの心配はなんだったのだろう？　と狐につままれたような気分です。

「あなたは心不全です」などと宣告されたらドキッとしますが、病名に翻弄されてはいけません。

本質的な問題は症状がどうなのかという点にあります。

結局のところわたしは、痛くも痒くもなく普通に暮らせる状態に対して、病気とみなすかどうかは本人の価値観次第なのだと思いいたりました。

血糖値は正常にしなくていい

糖尿病は血糖値が高くなる病気であると誤解している人が目立ちますが、わたしの認識によれば、糖尿病は血糖値が動く病気です。

低血糖の発作は糖尿病でない人より、糖尿病の人のほうがずっと起こりやすいといわれています。血糖値が高いままなら低血糖になることはないのですが、血糖値は変動する。とくにインスリン注射を打っていると動きやすいのです。

血糖値は起きぬけの血糖値が正常値であるようにコントロールするのが一般的ですが、わたしは早朝血糖が300㎎／dℓを超えていたら薬を飲み、そうでない日は飲みません。それを100㎎／dℓとか110㎎／dℓといった正常値に近づけると、かならずといっていいほど低血糖の時間帯が生じます。

その際に発作を起こして、息も絶え絶えの脂汗状態になるかもしれませんし、かなりぼんやりすることになるかもしれません。車の運転中にこれが起これればかなり危険です。

血糖値が600㎎／dℓに跳ねあがったときは、発作などなく、ただやたらと喉が渇いたという症状でした。

ところが血糖値が70㎎／dℓとかに下がると、脳に栄養が十分いかなくなってしまう。さらにこれが50㎎／dℓをきると錯乱したり、意識がおかしくなったりします。こっちのほうがわたしはこわいと思います。おそらくは神経細胞やその他の臓器にダメージを与えるからです。

血糖値を基準値に戻せても、糖尿病の人の血糖値は変動するため、下がるたびに脳にダメージがいくとか、目にダメージがいくとか、腎臓にダメージがいくとか。糖尿病の三大合併症といわれる網膜症、腎症、神経障害は、高血糖のためではなく、低血糖のダメージなのかもしれません。

血糖値が高いと危ないと考えられていますが、じつは低いときにダメージがあるのではないかとわたしは疑っています。

さすがに三大合併症は回避したいので、半年に1度の割合で眼底検査と腎臓の検査をしていますが、血糖値が300㎎／dℓを4年続けていても、まったく異常が見られません。

また、浴風会では、「糖尿病のお年寄りはアルツハイマーにならない」と医者

仲間でいわれていました。つまり、脳に糖分がいきわたるほうがボケないと考えていたわけです。

のちに3年にわたり、230例ほどの解剖所見を分析した先生がいましたが、糖尿病のあった人は8・8パーセントしかアルツハイマーになっていないのに対して、糖尿病のなかった人は28パーセントもアルツハイマーになっていることがわかりました。

あきらかに糖尿病の人のほうがアルツハイマーになりにくいことが確認されたわけです。

ところが福岡県の久山町でおこなわれた調査によれば、糖尿病のあった人のほうが、なかった人の2・2倍もアルツハイマーになっていることが報告されています。

何が浴風会と違うかというと、浴風会では高齢者の糖尿病に原則的に積極治療をしなかったのに、久山町では全例治療を受けていました。

こうしたことを受けて、わたしは、むしろ治療による低血糖のほうが高血糖より脳に悪いと考えるようになりました。

わたしが300mg／dℓという血糖値にこだわり、病院へいくたびに医者に叱られているのですが、意識レベルが落ちれば、仕事に差しつかえるし、運転中に事故を起こすリスクが高まるので正常値に戻す気はありません。

コロナ陽性で無症状の人は病気なのか？

ここまでのところを読んで、和田秀樹は医者なのに、めちゃくちゃなことをやっている。反面教師にはなっても、参考にはならないと思ったかたもいることでしょう。

それはそれでいいのです。自分なりの病気に関する価値観を備えていただくことが本書の最大の目的なのですから。

とはいえ、病気の定義は曖昧だということだけは、心に刻んでいただきたいと思います。

日本でも2023年の春からWITHコロナということになり、3月にはマスクの着用が個人の判断にゆだねられることとなりましたが、病気がいかに流動的でとらえどころのないものであるかについては、コロナがいい例です。

新型コロナウイルスの感染が日本国内で初めて確認されたのは2020年1月15日。厚生労働省のまとめによれば、2023年1月の時点で、これまでに感染した人は累積で3100万人、亡くなった人は6万2000人にのぼっています。

大変な数の人が感染しているわけですが、本当は感染者のほうはもっと多いのではないかというのがわたしの推察です。

というのもオミクロン株以降は感染しても無症状の人が増えました。普通に考えれば、無症状であればＰＣＲ検査をしようという発想にはいたりません。その結果、じつは陽性だったのに素どおりしている人が少なからずいるはずです。

わたしの周囲にも「まったくの無症状だったけど、仕事の便宜上、ＰＣＲ検査を受けたら陽性だったんだよ」という70代で糖尿病を患う男性がいます。

２０２０年当初、コロナウイルスに感染し、肺炎によって重篤化するという報告が盛んにおこなわれていました。

なかでも糖尿病の人は免疫の働きが低下していることから、肺炎になりやすく、重篤化のリスクが高いと警告されていたのです。

ところが70代という高齢者であり、糖尿病を患う人であっても無症状。この話を聞いてわたしは思いました。陽性でも無症状である場合、コロナは病気だといえるのだろうかと。

医者のいうままだと「薬漬け」

肝炎ウイルス（HCV）にしても、キャリア（保菌者）でまったく無症状な人もいれば、だんだん進行していって肝炎になる人もいます。

肝炎になって初めて病気なのか、ウイルスをもっている時点で病気とするのか曖昧です。**曖昧であることの何が悪いのかといえば、治療するのかしないのかが個人の主観に委ねられてしまう点にあります。**

たとえばC型肝炎ウイルスを排除するためには、抗ウイルス薬の服用とインターフェロンの注射による治療が用いられますが、頭痛、発熱、関節痛、筋肉痛、全身の倦怠感や、皮膚炎、うつ症状などの副作用があります。

多くの場合、それでも治療したほうがいいとすすめられますが、なるかならないかわからない病気のために？　とわたしなら考えます。

日本人は薬漬けだというのは、わたしが医師になった40年くらい前からいわれていたことです。**薬漬けになった人が虚弱体質になってしまったり、精神的に弱っていく様子をつぶさに見てきたわたしには、できる限り薬は避けたい、薬を使うのは症状が出てからでいいという思いが刷りこまれているのでしょう。**

わたしだけではありません。患者にはすすめても、自分はあの治療はしない、あの薬だけは飲まないという医師は少なくないのです。

ならば、どうすればいいのか？　ということについてはケースバイケースなので一概にはいえませんが、ここでは、**自分の症状を病気であるととらえるのか、病気の予期段階だととらえるのかはその人次第だということについて考えてみてください。**

そこからすべてが始まるのです。医者のいうままにならず、自分なりに学んでおく必要があることを理解していただきたいと思います。

病気は完治を目指すな

もはや、コロナはこわい病気ではなくなったというのがわたしの見解ですが、相変わらず恐れおののいている人も少なくありません。それもそのはずで「今日のコロナの死者数は全国で400人です」なんて見すごせない数字の報道が、連日おこなわれ続けていたのですから。

でもこのカウントの仕方には奇妙なカラクリがあります。初期の混乱期に定められたコロナの死者数のカウント法のまま、交通事故で死んだ人も、がんで死んだ人も、自殺した人も、死後にPCR検査をして陽性反応だったらコロナ感染によって死亡したということになってしまうのです。

こんな数えかたをしていたら、「一日に４００人コロナで死んでます」はあたりまえ。正確には「日本で一日に亡くなる人の数は平均４０００人、そのなかの１割程度の人がコロナにも感染していました」ということなのです。

いずれにしても日本人は「病気になりたくない」「病気になったらどうしよう」とハラハラしすぎる傾向にあるように思います。もっとも気になるのは病気になった場合、闇雲に完治を目指してしまうことです。

もちろん病気にもよりますが、たとえば糖尿病は、現段階では一度発症すると元に戻すことがきわめて困難であるとされています。

糖尿病を患うわたしは、けっしてよくない数値とはいえ、今が腎臓やその他の臓器にダメージのないベストな数値と考えて３００㎎／dℓを保っていますが、予想が外れて5年後に透析になるかもしれません。

でも、だからといって絶望することはないと考えています。**かくなるうえは病**

気とうまくつきあっていこうと頭を切り替えればいいだけのことです。

実際、作家の佐藤優さんは透析を受けながら、すごい数の連載を抱えて大活躍しています。ゼロコロナではない、ＷＩＴＨコロナだという発想があるなら、

ＷＩＴＨ病気という提案があってもいいのではないでしょうか。

ついでにいうとわたしが透析になるころには、もっといい透析の機械がでて1～2時間で済むようになるかもしれませんし、10年後くらいにはｉＰＳ細胞を使った腎移植が可能になるかもしれません。

今がまんするより、症状が出た際の医学の進歩を考えるという生きかたもありえるのです。

とくに70代以降は老化現象にともないさまざまな病になるのです。ちょっと高血圧だ、ちょっと高血糖だと軽い異常値をいくつも抱えるのは普通のこと。モグラたたきのように正常値だ、完治だと息巻いていたら精神的に疲れ果ててしまい

ます。

それより、まぁまぁ動けるからいいよね、まぁまぁ快適にすごせているからいいよねと症状優先、気分優先で暮らすほうが幸せなのです。

それに完治がすべてではありません。たとえばがんは身体のなかにある出来損ないの細胞が大きくなることで発症するのですが、年をとればとるほど出来損ないの細胞が増えるのに加え、年をとればとるほど出来損ないの細胞を掃除する免疫機能が低下するのですから、がんになる確率が増えるのはあたりまえなのです。

とはいえがんをとり除こうとすれば、身体にダメージをおよぼします。にもかかわらず、日本のがんの医者は胃がんがあったら、がんだけではなく胃を3分の2切除してしまうのです。

昔は乳がんになったら転移を防ぐためにおっぱいを全摘していましたが、そちらのほうは見直されています。念のためととり除いてしまうには、あまりにも失うものが大きすぎるからです。そこで部分切除に留め、定期的に検査をすることで経過観察をして、転移していた場合には早期発見早期治療をするというのが主流になってきました。

高齢者ならなおのこと、とりすぎてしまうことで気力も体力も落ちてしまうのです。

だとしたら、年をとればがんの進行も遅くなるし、転移もしづらくなるしと考えて、今を楽しくすごせているならいいと考えるのも一案だと思います。

早期発見しても、寿命を考えて、治療を一切しないという選択肢だってあっていいのです。

病気を抱えながらいかにうまく生きていくか。柔軟性を備えて自分の身体と向き合っていきたいものです。

死なないためなら自由も捨てる

日本人は同調圧力の強い国民性。だからこそ日本はマナー大国として世界から賞賛されるようになったというよい側面もありますが、病気に関していえば右向け右の精神性が尋常ではないといえそうです。

わたしは新型コロナウイルスの感染防止を目的とした緊急事態宣言が発令され、人々が自粛生活を送るなか、日本人がコロナに感染しないためなら基本的人権をあっさりと捨ててしまうことに驚きました。

なにしろ「移動の自由」から「営業の自由」、「人と喋る自由」まで、いとも簡単に捨ててしまったのですから。

本来、移動の自由は誰にでも許されないといけないものです。

移動の自由がないのは禁固刑を受けているのと同じこと。暴虐な国が言論の自由をうばうときに政府が「気に入らないことをいう人に移動の自由をうばって刑務所に収容する」というのが基本的なパターンなのに（逆にいうと、いいたいことさえ我慢していわないようにしていれば、移動の自由は確保されます）、日本人は言論の自由より先に移動の自由をうばわれても黙ってしたがう。これって何かに似ているなと思っていたところ、病気に関するとらえかたでした。

多くの人が「血圧の高いのを放っておくと、脳卒中になって歩けなくなるよ、移動の自由がなくなるよ」と医者から脅かされて薬を飲み始めるわけです。さらに食べたいものを制限されてしまう。

食卓で醤油に手をのばしたら、たちまち奥様から「あなたは血圧が高いでしょ！」と激が飛んでくる。「塩分は控えめに！」「お酒の量を減らして！」「喫煙なんてとんでもない！」と家族ぐるみで監視され、それでも健康のためなら仕方がないかと黙ってしたがっているのです。

健康のためと称して、食べたいものを食べる自由を放棄しているのです。わたしならどうせ生きるなら楽しく生きたい。あっというまに時がたち、どの道いつかは死ぬのですから。

つまり、死ぬのがこわいという意識にとらわれて、生きる喜びを置きざりにしていませんか？　とわたしは読者のみなさんに問いたいのです。

数値がすべてではない

現代医療において、血圧、血糖値、コレステロール値は三大悪であるととらえられています。

医学が進歩し、昔は不治の病といわれていた病気も治療によって改善できるようになったため、健康診断などでは血圧、血糖値、コレステロール値を基準値に戻しましょうとしきりにいわれるのでしょう。

数値を基準値に戻すためには生活習慣を整えることが大切。

なかでも食生活が身体におよぼす影響が大きいため、食事制限や味付けの制限をおこなうことになりますが、好物の消えた人生は虚しい。薄い味噌汁、薄味の煮物はおいしくありません。

このことはＱＯＬ（生活の質）が落ちてしまうことを意味するのですが、今の世界の主流の考えかたではＱＯＬを保つことが人生の要であるべきです。

単に生きるだけのためにＱＯＬを下げてしまうのは、ベッドに縛られ、チューブだらけにされながら延命治療をおこなっているようなものだとわたしは思います。

数値が戻って以前のように元気になれば（じつは数値が戻っても体調不良のことが

多いのですが）、孫とも遊べるし、趣味を楽しむこともできるかもしれません。でも、ある程度年齢を重ねた人が若いころのように元気になることなどありえない。「以前のように」という発想は手放さなくては、数値は戻っても心が晴れることはないでしょう。

しかも、数値がすべてではありません。身体と心は連動しているため、食べもので数値を改善しようとしても、ストレスがかかれば、それもまた悪影響をおよぼしてしまう。免疫力が落ちてがんになるリスクも高まる。

車にたとえるなら身体と心は両輪。バランスを保つことこそが大切なのです。

また、人それぞれに元気にすごせる数値は違うということもいえます。自分のベストな状態を見つけられるのは自分だけ。

ですから医師の指導はあくまでも一般論であるととらえて参考にするのにとどめ、自分なりに試行錯誤してベストな状態を探る必要があるのです。

高血圧には塩抜きがいいという情報を得たら、「塩抜きがフィットする人もいるんだな」というくらいに受け止め、試しにやってみるというのはアリ。

でも闇雲に塩抜きに徹するのは考えものです。うっかりナトリウム不足になってしまったなどということになれば、そちらのほうが問題なのです。意識がもうろうとし、けいれんまで起こってしまうこともありえます。運転中にそれが起こったらと考えるとぞっとします。

真面目な人ほどストイックになってしまいがちですが、どんなによいとされていることも極端にかたよってしまえば毒にもなってしまいます。

ですから、改善を心がけようという程度にやんわりと。そのうえで、たとえばウォーキングを始めた代わりに週に1回のラーメンを自分に許すなど、生活に緩急をつけて脳を喜ばせることを忘れない。

これが生活習慣を改善しつつＱＯＬを損なわない生きかたをするコツだとい

えるでしょう。

長続きしなければ意味がないわけで、そのためにはちょっと我儘なくらいがちょうどいいとわたしは思うのです。

大動脈解離はピンピンコロリ病

50代、60代の人が急死する病気の一つに大動脈解離があります。

笑福亭笑瓶さんの死因であったことから、どんな病気なのかなと関心を抱いたかたも多いのではないでしょうか。

大動脈は、心臓から枝分かれして血液を身体中に運ぶ幹線道路のような血管です。血管の王様であるだけに太く、壁も厚く、三層に分かれているのですが、大動脈解離は、三層のいちばん内側の膜が裂け、裂けたところに血が入ってしまうことで大動脈の働きが止まってしまうことで起こる病気です。

じつはわたしの知り合いにも、会議中に大動脈解離によって突然倒れて、帰らぬままになってしまった人がいます。ですから**珍しい病気といわれてはいますが、そんなに珍しくはないというのがわたしの認識です。**

心臓の写真などを頻繁に撮っていれば、なりかけの段階で「このまま放っておいたら大動脈解離になる」と気づくことができると思いますが、そこは運の問題といえるかもしれません。

というのも大動脈解離は血管が裂けるまで、ほとんど症状がないといわれています。

恐ろしいと考えてしまいがちですが、ピンピンコロリにいたる典型的な病気の一つと見方を変えれば、ずいぶんと印象が変わるのではないでしょうか。

わたしはピンピンコロリより死の準備ができるがんのほうが死因を選べるなら

選びたいですが、ピンピンコロリを願うなら大動脈解離はピッタリの病気なのです。

高コレステロール値はがんにならない？

わたしが高血圧、高血糖であることはすでにお伝えしましたが、じつは総コレステロール値も高いのです。現在、基準値である150㎎／㎗をグンと超える300㎎／㎗くらいですが、放置しています。

コレステロール値が高いと狭心症や心筋梗塞が起こりやすいといわれている一方で、コレステロール値が高いほうが免疫力を高く保つことができ、結果としてがんになりにくいというデータもあるのです。

コレステロールというのは身体中のあらゆる細胞膜をつくる材料。そのなかには体内をパトロールして、がん細胞を見つけるといち早く攻撃するＮＫ細胞も含まれます。

つまりコレステロール値が高い人のほうが免疫の活性が高くなるはずといえるわけです。

実際、ハワイでの調査では、コレステロール値が高い人ほどがんになりにくいことがわかっています。

逆にコレステロールが足りないと、ＮＫ細胞の生成が滞り、がん細胞をやっつけることができなくなるため、がんになりやすいのです。

コレステロール値を薬で下げるとがんで早死にするとまではいいませんが、総コレステロールの基準値が１４０㎎／dℓ～１９９㎎／dℓは低すぎるだろうと感じます。

いずれにしても、「少しコレステロール値が高いですね」などと医者からいわれても気にしないこと。むしろ自分はがんになりにくい体質だと受け止め、ラッキーだと思ったほうがいいのです。

コレステロールは実際、食べものによるものは3分の1程度で残りは自分の身体でつくるので、遺伝的要素が高いといわれています。ですから**親や親戚に狭心症や心筋梗塞の人が多いようなら、定期的に心臓検査を受けることをおすすめします。**

血管に問題がある場合、早めに発見できればステント手術を受ける、バルーン治療をおこなうなどの対策をとることができるでしょう。わたしは薬でコレステロール値を下げるより、このような血管対策で先手必勝が得策だと思います。

コレステロールが足りないと一気に老けこむ

誤解している人がいるようなのであえてお伝えしますが、コレステロールと中性脂肪は違います。

コレステロールは細胞膜をつくる材料だとお伝えしましたが、その他にホルモンをつくる材料でもあるため、**コレステロール値が高い人のほうが若いということがいえるのです。とくに男性はコレステロールが不足すると一気に老けこむ傾向にあります。**

コレステロールは男性ホルモンの材料なので、それが不足すると男性ホルモンも不足するので、**性欲のみならず、全体的に意欲が喪失してしまう。記憶力や集中力、判断力が低下してしまうケースも珍しくありません。**

コレステロールには脳へ幸せホルモンといわれるセロトニンを運ぶ働きもあるという説もあります。実際、**コレステロール値が低いとうつ病にかかりやすくなるという調査報告もあります。**

うつになった場合の回復も、コレステロール値の高い人のほうが早いことがわかっています。

コレステロールには、肝臓でつくられたコレステロールを全身に運ぶ役割を担う「ＬＤＬコレステロール」と、身体の各組織から肝臓へコレステロールを運ぶ働きを担う「ＨＤＬコレステロール」があります。

「ＬＤＬコレステロール」が悪玉扱いされるのは、あまった場合に血中にたまって酸化してしまい、これが動脈硬化の要因になってしまうからなのですが、循環器系の医師にとってのみ悪玉なだけで、他の分野の医者にとっては悪玉も善玉もありません。

しかも欧米の研究で「悪玉」とされたＬＤＬコレステロールが、日本でも「悪玉」なのかという疑問もあります。

平均年齢64・9歳の男性９９４９人と、平均年齢61・8歳の女性１万６１７２

人を対象に、神奈川県伊勢原市でおこなわれた追跡調査によって、男性はコレステロール値が180mg／dlを超えると心血管系の病気による死亡率が増えることが判明しました。ところが相対的な死亡率はLDLコレステロール値が180mg／dl以上の人たちのほうが低かったのです。

さらに女性に関しては、180mg／dlを超えても心血管系の病気による死亡率も増えていませんでした。これはコレステロール値が上がることによって免疫機能が高まるからだと推察することができます。

中性脂肪は簡単に改善できる

善玉であってもコレステロールである以上、基準値まで落としたほうがいいという医者もいるようですが、女性が長寿なのは男性に比べて善玉コレステロール値が高いからだという説もあり、わたしはとくに気にすることはないように思います。

また、悪玉コレステロールに関しても、免疫細胞や男性ホルモンの材料になるのはむしろ悪玉とされているコレステロールなので、コレステロール値だけにピリピリしても意味がないと考えています。

高齢者に特化していえば、若いころに比べて数値が増えてくるのは普通です。自分だけが異常だなどと考えて右往左往する人が目立ちますが、数値は高くなっていくのは自然現象。にもかかわらず、若いころの数値を闇雲に目指すと、それなりのリスクがともないます。ここはバランス調整が必要だといえるでしょう。

あまりにも高い場合には警戒する必要がありますが、その場合も食生活でコレステロール値を下げるのは至難の業。

なぜかといえば、前述のように体内のコレステロールのうち3分の2にあたる必要量は体内で自動的に合成されていて、外的要因でのコントロールはしづらいからです。

ひと昔前はコレステロールそのものが悪者扱いされていて、「コレステロールが上がるから卵は一つまでにしましょう」などと盛んに推奨されていましたが、アメリカでの調査の結果、「コレステロールの摂取量を減らせばコレステロール値が下がるという根拠はない」という結論にいたり、食事によるコレステロールのコントロールは推奨されなくなりました。

中性脂肪は、体温を保ったり身体を動かすためのエネルギーが、消費量以上にカロリー摂取しあまってしまうことで出現して、血中に残っている量と考えられています。そのため時間帯によって数値はかなり変わります。

中性脂肪は肝臓や血中に蓄積するため脂肪肝や動脈硬化の原因となってしまうとされています。

自慢ではありませんが、わたしは中性脂肪値が600mg／dℓくらいが通常だったのですが、最近の検査で2500mg／dℓという値になっているのがわかりました。これはさすがにめちゃめちゃな数値です。

1000mg／dℓを超えると、数ある病のなかでもっとも激痛をともなうといわれる急性膵炎になる可能性が高いうえに、大好きなアルコールが飲めなくなってしまうため、薬の力を借りることにしました。

でも通常、中性脂肪値はコレステロール値とは違い、食事制限で比較的簡単に改善することができます。

1日の摂取エネルギーの目安は、成人女性1400〜2000キロカロリー、成人男性は2400〜3000キロカロリーといわれていますが、要は食べる量を控えることで摂取カロリーを減らし、運動をすればいいわけです。

また節酒がいちばん有効といわれています。ただ、わたしはQOL重視なので、酒や美食をやめる気がないので薬を使うことにしたのです。

小太りの人がいちばん長生きする！

ただし、痩せればいいというものではありません。むしろ、ポッチャリ体型が理想的だというのが持論です。

BMI（肥満の診断基準を示す数値）は、体重÷身長÷身長で割りだします。たとえば身長170センチ、体重65キロの人であれば、65÷1・70÷1・70＝22・5ですので、BMIは22・5ということになります。

肥満度は、

BMI18・5未満　→低体重

BMI18・5以上25・0未満→普通体重

ＢＭＩ25・0以上30・0未満↓肥満1度
ＢＭＩ30・0以上35・0未満↓肥満2度
ＢＭＩ35・0以上40・0未満↓肥満3度
ＢＭＩ40・0以上　　　　↓肥満4度

また厚生労働省が公表している「食事摂取基準」では、目安とするＢＭＩの範疇を以下のようにしています。

18歳〜49歳↓ＢＭＩ18・5〜24・9
50歳〜64歳↓ＢＭＩ20・0〜24・9
65歳以上　↓ＢＭＩ21・5〜24・9

※一般社団法人　日本肥満学会「肥満度診察ガイドライン２０１６」

普通体重、つまり理想的なBMI値は22とされていますが、実際には多くの調

査や研究の結果からBMI値が25を超えた人のほうが長生きであるという結果が出ています。身長170センチの人であれば体重72キロ～86キロくらいの人がいちばん長生きできるということです。

日本で独自におこなわれた長期にわたる調査でも、調査開始当時40歳だった人の平均余命がもっとも長かったのは、BMI値が25・0以上30・0未満の肥満1度、つまり小太りであるとされた人でした。

逆にもっとも余命が短いのは、BMI18・5未満の低体重の人。痩せている人より小太りな人のほうが、男性で7年、女性では6年も寿命が長いことがわかったのです。

ところが、医学界では未だにBMI値が25以上の人は肥満であると定義づけています。肥満といわれたら、痩せなくちゃと思うじゃないですか。でも実際にはBMI値が25・0以上30・0未満の人のほうが長生きしているわけで……。

極端な話、医師の指導にしたがって体重を落としたら、短命になっちゃったということになりかねないのです。

ここはしっかりと考えて、自己管理していく必要があるでしょう。

医者は知ったかぶりをしている

はっきりいって、医者は栄養学にはくわしくありません。

試しに医者に「元気でいるためには、どんな食べものを食べたらいいですか？」「長生きするためには何を食べたらいいですか？」と聞いてみてください。

おそらく深い話をしてくれる医者はほとんどいないと思います。なぜなら医学部で栄養学を学んでいないから。

基本的に日本の医者は、どんな食物の栄養素が身体のなかでどんな働きをするかといったことを学習していないのです。

健康番組を注意深く見てみてください。

栄養の話がテーマのときに登場するのは医者ではなく、栄養大学の教授など栄養学のスペシャリストであることが多いのではないでしょうか。

繰り返しになりますが、特別に学んだ人は別として医者は栄養学を学んでいないのです。

メタボは大きな病気を引きおこす原因となるとわかっていながら、予防の根幹となる栄養について無知だというのはおかしな話なのですが、餅は餅屋的な発想が医療界ではまかり通っています。

ドクターショッピングの所以だといえるかもしれません。

たとえば糖尿病網膜症を早期発見するためには、眼科医と内科医との連携プレーが必要なのに、そこの連携がうまくとれていないために発見が遅れてしまうなんてことがあります。

餅は餅屋とはいえ、身体は全部つながっている、心と身体もつながっているのです。

自分の専門分野以外のことはわからないのは、ある意味しょうがないとしても、せめて知ったかぶりをするのはやめたほうがいいとわたしは思います。

だったら日本の栄養学は世界のなかで遅れているのかといったら、そんなことはありません。ただ、医者にとって栄養は大敵なんです。

医者が嫌う医療の一つに胃ろうがあります。食欲がないとか食べものを飲みくだすことが難しくなってしまった患者さんに対して、腹部の外側から管を通して直接胃の内部に栄養を送りこむという治療ですが、胃ろうをすると患者さんはみるみるうちに元気になるのです。

わたしは浴風会病院に勤めているときに、薬も効かない、このまま放っておいたら3カ月がいいところだろうというかたが、胃ろうをすることで数年生きたというケースを数多く見てきました。**どんな薬より栄養のほうが元気をとり戻し、長生きさせてくれるのです。栄養というのは、かくも偉大なのです。**

だからコロナでわかったように人工呼吸器が大好きな医者たちが、胃ろうは無駄な長生きといって否定することが多いのです。

なぜ日本人は長生きなのか

戦前は世界でもっとも短命だった日本が長寿大国になったのも栄養のおかげだと思います。戦前はなぜ短命だったのかというと、日本では結核が命とりとなっていたのです。

1950年前後に結核は治まり、脳卒中が死因のトップになるのですが、ストレプトマイシンという薬ができたから結核で命を落とす人はいなくなったのだ、というのが医者の認識。でも実際にはストレプトマイシンは結核の治療薬であって、結核にならないための予防薬ではありません。当時、ストレプトマイシンが高価だったこともあり、そんなに普及しなかったなか、戦後、結核死が減ったのは、結核になる人が激減したからです。

だったらどうして結核になる人が減ったのかというと、米軍が配った脱脂粉乳によって日本人のたんぱく質摂取量が画期的に増えたからでしょう。

栄養状態がよくなり、免疫力がついたというのが真実です。戦前だって結核には卵がいいとされていたのです。ただ、予防効果はともかくとして、結核になってからの治療としては栄養だけでは非力でしたが。

脳卒中についても、医学界では血圧を下げる薬ができたおかげで脳内出血が少なくなったから患者が減少したというのが通説ですが、調べてみると、昭和30年代、40年代は血圧が150㎜Hg程度の人でも脳内出血を起こしていたのです。今は150㎜Hg程度で脳内出血を起こすことは、ほぼありません。

ここでも活躍したのはたんぱく質なのではないかとわたしは睨んでいます。それまで日本人の血管はゴムの入っていないタイヤのようなものだったところ、たんぱく質をとるようになって血管が丈夫になったのではないかと。

日本人が長生きできるようになったのは8割方（おそらくはそれ以上）は栄養の賜物だといえるのです。

これを考えないのは、昔からのことです。

日露戦争のときに陸軍の軍医の責任者だった森林太郎、別名・森鴎外は、脚気は伝染病だと信じていました。だから軍人の食事を変えることはありませんでした。

一方、海軍の軍医の責任者だった高木兼寛は、欧米では脚気はほとんど見られないということに気づき、豚肉に着目します。豚肉を食べれば身体も大きくなるし、脚気も減るのではないかという仮説を立てたのです。

そこで豚肉入りの海軍カレーを開発し、豚肉カレーが日本人のあいだに広がった。

豚肉に豊富に含まれるビタミンB_1の効果は絶大で脚気の撲滅につながったことから、高木兼寛は「ビタミンの父」として知られています。

栄養状態がいい人ほど長生きするというのは経験的には事実です。

わたしは高齢者専門の精神科医として患者さんと向き合った経験から、年をとればとるほど「栄養があまる害」より、「栄養が足りない害」のほうが大きくなると断言できます。

中高年のあいだは「血圧が高いなら塩分のとりすぎに注意しましょう」「糖尿

病があるなら甘いものは控えましょう」といわれたら、「そうですね」ということでもいいかもしれません。

でも高齢者になったら鵜呑みにしてはいけません。年をとると若いころより腎臓の機能が落ちるため塩分などがおしっこからたくさん出るようになるため、低ナトリウム血症を起こしやすくなります。これがひどくなると、意識がもうろうとしたり、けいれんを起こしたり、死にいたることもあります。

コンビニ弁当は長寿食

過度な食事制限は低栄養、低カロリーを確実に招きます。すると代謝が悪くなり、エネルギー源であるブドウ糖をうまく活用できなくなるため、脂肪が体内に蓄積する。

つまり食べていないのに太るのですが、太ったからとダイエットをすると、さらに代謝が悪くなる。この悪循環の先に待ち受けているのが新型栄養失調症です。

あまり知られていないことですが、日本では60歳以上の5人にひとりがたんぱく質の欠乏などによる新型栄養失調症だといわれています。いきすぎた生活改善の影響であることは疑いようもありません。

粗食はストレスにつながり、免疫機能にも悪影響をおよぼすため、風邪をひきやすくなったり、うつになりやすくなったり、日本の死因トップであるがんの発症率が高まります。

つまり肥満やメタボを気にして食べないというのは非常に危険な行為なのです。肉は避けて魚中心で、なんなら野菜オンリーでなどと考えるのもナンセンス。

ベジタリアン（菜食主義者）やビーガン（卵や乳製品も食べない完全菜食主義者）は短命であるといわれています。おそらく豆などでは十分なたんぱく質をとることができないのでしょう。

とはいえ、いろいろ試した結果、それが自分に適した健康法なのだというかたは貫くべきでしょう。わたしだって「その血圧ではマズイよ、その血糖値じゃ死ぬよ」といわれても、自分のやりかたを変える気はないのです。

でもリスクをとりたくない人にとっては、「かたよらず、何でも食べる」ことこそが大切だとわたしは考えています。どんなものでも足りない害があるからです。

とくにその害が大きくなる高齢者には、質素な食事より、バラエティに富んだ幕の内弁当をおすすめします。おそらく、20〜30種類の食材を使っているのではないかと思うのですが、あれほどの種類のおかずを家でつくることはできません。

その意味ではコンビニ弁当も非常にバランスよく栄養をとりいれることができる長寿食だといえるでしょう。

わたしは好んで食べていますが、添加物が入っているのではないか？　加工食品を使っているのでしょう？　と難色をしめす人もいるようです。でもたとえば発がん性にしても、確率的には1万分の1の単位です。

納豆は健康食として人気で、毎日欠かさずに食べているという人も多いのではないでしょうか。

たしかに納豆には、筋肉などの組織をつくる「たんぱく質」、活動に必要なエネルギーや神経組織をつくる「脂質」、主要なエネルギー源となる「炭水化物」、酸素を活性化する働きのある「ビタミン」、歯や骨などの骨格をつくり、人体の機能調節や生命維持に欠かせない「ミネラル」といった5大栄養素が含まれています。

ただし納豆にもれなくついてくるタレや練り辛子には添加物が入っているのでは？　それでも口に入れた途端に即死したという話は聞いたことがありません。

それに、仮に食品添加物に発がん性があったとしても、がんになるのは10〜20年後です。20年後に生きていたとしても若いころに比べて体力のなくなった高齢者の場合、がんの進行ものんびりとしているので、それほど気にする問題ではないとわたしは思います。

食べたいだけ食べて87歳！

「あの人は妻に先立たれたあと、スーパーで買ってきた味つけの濃いお惣菜や、高カロリーな外食を食べ続けていたために、高血圧であとを追うようにして死んだんだ」といった話を耳にすることもありますが、毎日食べ続けるとときに害が出るかもしれませんが、たまに食べるくらいなら害になることはないでしょう。

妻に先立たれた夫の場合、免疫が低下していることが問題なのです。妻が恋しいという人ばかりではないかもしれませんが、ひとり暮らしの侘しさから生きる気力を失うということは十分に考えられます。

とくに昭和時代の男は家のことは妻に任せきりで、靴下のありかもわからないというケースが珍しくありません。靴下のありかさえわからない自分が、この先どうやって暮らしていけばいいのかと気分が落ちこむのでしょう。

でもだからこそ、**幸せホルモンといわれるセロトニンと密接な関係にあるコレステロールを積極的にとるよう心がける必要があるのです。「栄養があまる害」より、「栄養が足りない害」のほうが大きいというわたしの説を信じて、ガンガン栄養をとり、ぜひ、小太り人間を目指してください！**

病気にならないよう予防に努めるという考えかたもあっていいとは思います。詐欺だって、ひっかかってからでは大変で、引っかからないように注意することが身を守るための唯一の方法なのですから。

とはいえ、この親切そうな人も詐欺師かもしれない、長いあいだ親しくしてきたあの人も詐欺師に豹変するかもしれないなどと猜疑心の塊になってしまえば、たちまち孤独になってしまいます。

「病気になったらどうしよう」という不安も、いきすぎると生きづらくなるのではないでしょうか。

あれもダメ、これもダメ、運動しなければいけない、規則正しい生活をしなければいけないと、自分で自分をギュウギュウにしばるのは、わたしにいわせれば「病気になったらどうしよう」という病。

少なくとも気分次第で自由に暮らすほうが健全だといえるでしょう。

80代になってから「ｈｉｎａｄａｎ」というシニア向けのゲームアプリを発表したことで世界的に知られる若宮正子さんのエッセイに**「食べたいときに、食べたいものを、食べたいだけ食べる**のが若宮流の健康法です」という一文がありました。「**世のなかの情報に惑わされず、自分の身体の声にしたがえば、おのずと自分にとって最適な食生活を送ることができるのです**」と。

若宮さんは現在87歳ですが、頭は冴え、若々しく、身体もピンシャンしておられます。根拠のないマスメディアの健康情報より、はるかに強い説得力を感じるのはわたしだけではないはずです。

これが元気で長生きの秘訣食！

若宮さんはお肉もぺろりと召し上がるそうですが、認知症にならず、肉体的にも健康で長生きなさるかたには肉好きな人が多いのです。

たとえば100歳を超えるまで現役の医師として活躍し、105歳でお亡くなりになった日野原重明先生が、週に2回、ひと口ステーキやヒレ肉を使った料理を楽しんでいたというのは、つとに有名。

　作家の瀬戸内寂聴さんも大の肉好きだったことで知られています。「学ぶ」の語源は「真似る」ですが、「健康長寿」についても先人の真似をすることが大切なのではないでしょうか。

　わたしは「長寿の人は何を食べてきたのか」をテーマに研究をしておられる医学博士の柴田博先生のお考えに深く納得し、感銘を受けました。世界中の健康な「百寿者（100歳以上の人）」の食生活に関する調査を続けてきたことでも知られる柴田先生も「長生きする人は肉を食べている」と断言します。

　その根拠を要約すると、人類は農耕が始まるまで肉食中心で生きていた肉食動物であるということ。日本人の平均寿命がのびてきたのは、肉を食べることが日本人に定着した昭和40年代からであること。

　医学的根拠としては、肉を食べると身体にアミノ酸が補われ、血管が丈夫になるため、脳卒中のリスクが減り、動脈硬化、糖尿病、高血圧症、心臓病、うつ病、貧血なども予防できるといったことがあげられています。

こうした話を聞くと、「よし、今日から肉だけをガンガン食べるぞ」などと張りきる人がいそうですが、柴田先生は「肉だけを毎日食べていれば元気で長生きできる」なんてことはひと言もいっていません。タンパク質のもとであるコレステロールを闇雲に悪者扱いして、極端に肉を食べない人たちに警鐘を鳴らしているのです。先生の推奨する栄養法は、なるべく多くの種類のものを食べることで、健康にいいとか信じて、特定のものしか食べないフード・ファディズムにも警鐘を鳴らしておられます。

過ぎたるは猶及ばざるが如し。なんだってバランスが大切なのです。このことは、さまざまな食材を使った幕の内弁当やコンビニ弁当も長寿食としてとりいれてみたらどうかというわたしの提案にもつながってきます。

肉は噛む必要があるという点においても注目すべきなのです。噛むことで脳を活性化させ、噛むことで出る唾液中のパロチン効果によって肉や骨の発達促進をうながすのです。

鶏肉、豚肉、牛肉、馬肉、イノシシ肉、ジンギスカン……。肉にもいろいろありますが、焼き鳥で一杯もいいし、焼肉もいいし、しゃぶしゃぶもいいねと考えているだけでも幸せな気分になってきませんか？　それは生きている喜びです。ステーキ、ローストビーフ、レバーも馬刺しも好きなんだよねぇと味覚を想像するだけで、ジュワッと唾液が出てきませんか？　それは生命力の証です。

生きる喜びや、せっかくの生命力を封印してしまうなんてもったいない。そろそろ健康診断の数値に翻弄されない生きかたについて考えてみてもいいころだとわたしは思うのですが、いかがでしょうか。

高血圧や高血糖も心配はいらない

さて、ここまでのところを読んで、あなたは何を感じたでしょうか？　基本的に「寿命より今を精一杯に生きる」ことを選ぶというのがスタンスのわたしの意見に、「とにかく長く生きたい」と考えている人は難色をしめすかもしれないし、どの道、寿命はわからないのだから、人生は今が大事なんだと考えている人はわたしの意見に賛同してくれるかもしれません。

家は買ったほうがいいのか、借りたほうがいいのか？　年金を65歳から受給するか、70歳から受給するか？　といった問題と同様に、答えの出ない悩ましさを感じている人もいることでしょう。

でも本書は「死ぬ」か「生きるか」がテーマではなく、病気をどうとらえ、生きることとどう対峙していくかを考えていただくために書いているので、**「寿命も大切、今も大切。寿命も大切だが、そのために今を犠牲にするのはナンセンス」**というのが大前提。

つまり自分なりのバランスについて熟考していただきたいのですが、何がベストのバランスなのかは刻々と変わります。よほどの数値オタクならともかく、数値に一喜一憂し、バランスを追いかけ続けることは、それはそれでしんどいことです。

そこでわたしは、ある程度、自分のバランスを整えたら、あとは天に委ねるという考えかたを提案したいと思います。天に委ねるなどというとカッコいいのですが、要は他力本願もアリだという提案です。

じつはわたしが、けっしてよいとはいえない血圧や血糖やコレステロールの数値を、自分の日常を犠牲にしてまで下げないでいる心の底には、今後の医療の進化に対する期待が横たわっています。

これまでだって医学は進歩してきました。わたしが医者になった35年ほど前にはなかった薬が開発され、最初は高くて手が出ない薬も、やがて認可を経て保険適用となり、広く使われるようになったという歩みがあります。

あるいは、昔は心臓の冠動脈の動脈硬化が進んだら大手術を覚悟しないといけませんでしたが、今はバルーン治療やステント治療の進歩のおかげで、心筋梗塞のリスクを大幅に軽減することができるようになったのです。

この先、iPS細胞医学の研究や普及が進めば、動脈硬化を起こしている血管にiPS細胞を貼り付けることで、元気な血管に戻すことができると理論的には考えることができるでしょう。ゲノム（遺伝子情報）の解析が進めば、高血圧でも脳血管障害にならない人がわかるようになるかもしれません。

いずれにしても、高血圧や高血糖が重篤な病気につながるまで、多くの場合は

20年くらいの猶予があります。医学が日進月歩していることは、一つの安心材料になるのではないかとわたしは思うのです。

第二章

うつの壁

「うつ」はこうして増殖していく

これがコロナの最大の健康被害

新型コロナウイルスの感染拡大を受けて、緊急事態宣言が発令されたのは2020年の4月のことでした。もちろんウイルスの感染は大問題でしたが、わたしは政府の専門家会議のメンバーのほとんどが感染症の専門家だということに危惧を抱きました。

感染拡大防止だけを目的として店の営業を停止したり、人々が家にこもる自粛生活を強いられたらどういうことになるのか――。経営難や経済苦、絶望感や孤独や不安から心を病む人が増えることは目に見えていたはずなのに、日本では心の病気より、身体の病気を優先する傾向にあります。

でも身体と心は連動しているため、身体の病気と心の病気は卵と鶏のような関係で、ともすれば悪循環にはまってしまうのです。いずれにしても身体と心は同等にとらえてこそ、国民を守るといえるのではないでしょうか。

国の残念な対策により、コロナによって激変した社会環境のなかで、精神的なダメージから心の不具合を訴える「コロナうつ」の人が急増しました。

ＯＥＣＤ（経済協力開発機構）の心の健康に関する国際調査によれば、日本国内でうつやうつ症状の人の割合は、２０２１年の時点でコロナ以前の２・２倍に増えていることがわかっています。現在は、もっと増えているでしょう。

しかも、この数値の対象となっているのは、医療機関で診断を受けた人のみ。うつだという自覚のない人や、気づいていても軽視している人、医療機関へいくのを躊躇している人もいるはずです。

さらにいえば、**コロナの後遺症として今後もうつは増え続けていくことが予想されます。**このことからわたしは、コロナの最大の恐ろしさは、多くの人が知らず知らずのうちに気分的な落ちこみに感染していくことだと考えています。

テレワークがうつを増やした理由

わたしは精神科医としてたくさんのうつ症状の患者さんと向き合ってきましたが、うつ病ほど苦しい病はありません。

熱はないのに、来る日も来る日も39度の熱が出ているときと同じくらい身体がだるく、何を食べても味がしない。だるいし味覚がしないため食欲が失せてしまう。活力がないから行動力がなくなり、生きる力さえ消えてしまう。

なにもかも面倒臭く感じられ、生きかたが雑になってしまう。そのうえ、だるいのに夜眠れないから、浴びるほど酒を飲んだり、自ら人間関係を断ち切って孤立するなどし、自傷行為に走るケースもあります。自傷行為ですまずに、死ぬ可能性の高い行為に走り、命を絶つことも少なくありません。

このうつ病にかかると、待ち受けているのは激しい自己嫌悪で、自分には生きている価値がないと思いこむようになるのが特徴的。「死ななくてはダメだ」という自分のなかのもうひとりの自分からの囁きが聞こえ、「死にたい」という想いにとりつかれたようにして暮らすというのは地獄です。

長いあいだ、うつは「心の病」とされてきましたが、現在では「脳」の病気（脳内の異常による病気）であると考えるのが主流です。

なかでももっとも支持されているのが脳の神経伝達物質の一つであるセロトニンに着目した「セロトニン仮説」。脳の神経細胞のつなぎ目でセロトニンが不足していると情報伝達が悪くなり、神経細胞にダメージをおよぼすことでうつのさまざまな症状が起こるという説が有力視されています。

わたし自身は、完全に脳の病気だとは思っていませんが、セロトニンの役割は大きいとは思っています。

セロトニンを増やすためには有酸素運動が効果的です。ところが自粛生活に入り、在宅勤務やテレワークへと一変するとともに、通勤や通学で歩いたり駅の階段の上り下りをしなくなってしまいました。

また、**太陽の光を浴びるとセロトニンの分泌が活性化しますが、ひきこもりの生活で太陽の光を浴びる機会が激減してしまいました。**明日の予定がないのをいいことに、一晩中ゲームに熱中する夜型人間になった人も多いのではないでしょうか。

秋になると気分が沈むという人がいますが、これは「冬季うつ」という症状。晩秋から冬にかけて日照時間が短くなることが原因とされています。

その証拠とされているのが、春になって日照時間が長くなれば、「冬季うつ」は自然に治癒することが多いことです。日照時間の短い地域ほど、「冬季うつ」

になる人が多いというデータもあります。かくも太陽の光は、わたしたちの心に欠かせないものなのです。

運動をしない、太陽の光を浴びない。そのうえ連日ウイルス感染に関する深刻な報道を聞き続けたストレスも重なりました。人は得体のしれないもの、手に負えない事象、先の見えないことに対して恐怖を抱きます。

それでも暮らしていかなければいけないとなれば「これからどうなるのだろう？」という大きな不安も生じます。

こうした恐怖や不安が世界的に広まることで、いわば心の感染状態を招き、心のざわつきに拍車がかかるという悪循環に陥ったのです。

これがうつの三大症状

太陽の光は質のよい睡眠をとるためにも欠かせません。自然光は睡眠と密接な関係にあるホルモン・メラトニンの分泌を減少させます。逆に暗くなるとセロトニンを材料としてメラトニンの分泌が増えてくる。

メラトニンには脈拍や体温、血圧などを低下させる働きがあるので、わたしたちは夜になると眠くなるのです。

室内で照明をつけて暮らしていても、太陽の光を浴びなければメラトニンの分泌がみだれるため、自然な眠りにつくことができません。**「やる気がしない」「食欲がない」がうつの症状だとお伝えしましたが、「眠れない」も典型的な症状の一つです。**

過去12年連続で自殺者が3万人を超えるなか、2010年に内閣府自殺対策推進室がつくったポスターのキャッチフレーズは「お父さん、眠れてる？」というものでした。あれはうつ病の兆候である睡眠不足の自覚をうながし、うつ病に対して早めに対処しなければいけないと呼びかけることが目的だったのです。

しかもメラトニンは、年齢とともにその量が減ってきます。若いころは放っておくと10時間も寝ていたのに、熟年世代になってからは眠りが浅く、睡眠時間も短くなったという人は、メラトニンの分泌量が減っているためなのでしょう。となれば、高齢者はいよいよ太陽の光を浴びる生活を心がけなければいけません。

熟睡できないことを「単に年をとっただけだ」などと短絡的にとらえないようにしていただきたいのです。

熟睡できないのは、おしっこが近くなって夜中にトイレにいかなくてはいけないからでも、眠ることに体力が必要だからでもなく、メラトニン不足によるところが大きいのです。

「うつ」と「コロナうつ」ここが違う

周知のように、コロナ以前からうつは社会問題になっていました。「うつ」の要因は複合的で一つにくくることはできませんが、「人間の悩みは、すべて対人関係の悩みである」という心理学者・アドラーの言葉は真理で、**集団生活になじめない、上司からのパワハラがつらいなど、人間関係によるストレスからうつにいたるというケースが大半を占めます。要は人と関わることのわずらわしさに堪えられなくなった状態です。**

一方「コロナうつ」はこれとは対極的に、人と関わる機会を失ったことが原因で発症するケースが多いとされています。

人というのは気分屋で、ひとりですごしたいというときもあれば、誰かと接していたいと思うこともある。

その意味においてはどんな人も躁鬱の波はあるのですが、ご都合主義でも何でも、人とコミュニケーションをとることでこのような小さな心の波を自力で乗りこえるための術を備えていると考えるのが妥当でしょう。とくに落ちこみや不安を人とのコミュニケーションで解消する人は少なくありません。

それなのに心の安定をとり戻すために有効な手段が、自粛生活によっていきなりなくなってしまいました。

おそらく、これもコロナうつを生んでいる大きな要因だと思われます。

ただ、今でも人間関係の悩みからうつになる人も多いのも事実のようです。

わたしは、ここまで書いてきたさまざまなコロナ対策の悪影響で、うつ病が増えるだけでなく、自殺が大幅に増えると考えていました。

２０１１年まで日本の自殺者数は３万人を超えていたので、このような悪条件と経済の低迷からそのくらいに戻る、つまり、１万人くらいは増えてもおかしくないと考えたのです。

たしかに自殺は増えましたが、１０００人程度でした。

おそらくは、オンライン授業やテレワークで人間関係のストレスが減ったのが、その原因ではないかとわたしは考えています。

つまり、本来なら１万人自殺が増えるところが、テレワークなどのおかげで９０００人自殺が減ったので、自殺の増加が１０００人くらいで済んだのではないかというのがわたしの考えです。

アルコール依存とうつの密接な関係

いずれにせよ、一部の人は、こんな自粛のなかでも、会食などで憂さを晴らしたのでしょうが、真面目な人ほど家に引きこもり、家飲みをするようになったわけですが、ここに「ひとり飲み」という大きな危険が潜んでいたのです。

家飲みは時間を問わず飲み放題であるうえに、ひとり飲みはセーブしてくれる人がいません。しかも日本では海外と違って深夜でもコンビニにいけばアルコールが入手できるため、「全部飲んでしまったから、今日はもうやめよう」というやめどきがなく、どんどん飲んでしまうリスクが高いのです。

アルコールを飲むとリラックスしたり、気分が高揚したりするため、悩みを忘れることができる、あるいは少し楽天的になれたりすることもあります。鬱々としている人はここにハマって飲み続けてしまうのです。

そのため自粛中にはアルコール依存症に陥ってしまった人の数が一気に増加したと推測されます。少なくとも家庭での酒類の消費は25パーセント増えたという報告もあります。

厚生労働省の調べによれば、うつ状態の人がアルコール依存になる割合は、うつでない人がアルコール依存になるケースの2倍。逆にアルコール依存の人がうつになる割合は、アルコール依存でない人の約4倍という結果が出ています。いずれにしてもアルコール依存とうつ病は密接な関係にあるといえるでしょう。

しかもアルコールを飲んで高揚した気分は一過性のものでしかありません。アルコールが覚めれば、高揚した気分の反動もあって激しい抑うつに襲われることが通常のパターンです。

つまり以前よりうつ病の症状が悪化してしまうのです。するとまたアルコールの力を借りるという悪循環。うつ状態の人の脳裏には「死にたい願望」が潜んでいるケースが多いのですが、ここにアルコールを大量に摂取することによって生じる衝動性が加わると自殺行為につながる可能性があるのです。

実際、コロナ以降に増えた自殺者のなかに、アルコール依存症とうつ病の合併を引き起こしていた人の割合が高いことがわかっています。

誰にもみとられず亡くなる高齢者たち

自粛生活によって、家族ですごす時間が劇的に増えた、パート勤めの人の収入がピタリと途絶えた、認知症の親を預かってくれるデイサービスが突如として休止されたなど、人々の暮らしは激変しました。この激変に人の心はついていくことができません。

もともと人は変化を嫌う生き物で、気が進まないことばかりではなく、嬉しいことであっても変化に順応するまでに時間がかかるのです。たとえば結婚を望む一方で結婚後ウエディングブルーに陥るのは、生活が激変することに脳が抵抗を示すのが原因だといえるでしょう。

人生に変化はつきものですが、定年を迎えれば社会的な活動の範囲が狭まるなどということはあらかじめわかっていたことです。心の準備ができているので、ならば定年後は趣味のゴルフを楽しもうといった計画を立てることもでき、おだやかに変化していくことができます。

でも「いきなり」はキツイ。いきなり、「君は今日で定年」と切り出されたら、誰だって変化に順応することは困難でしょう。

国はいきなり定年を切り出す無情な会社と同じことを国民にしたのです。突如として人間関係を遮断され、多くの人が心のバランスを保てなくなってしまったのです。

わたしはもとより、あまりにも理不尽で人道性に欠けるという理由から、自粛生活そのものに賛同できませんでした。

倒産する会社が出てくるだろう、受験や就職が計画どおりにいかなくなる人が増えるだろうと想定していたので。そしてもっとも大きなダメージを受けるのは高齢者だということも予想できました。

唯一の楽しみである子どもや孫と会う機会をうばわれ、コロナ感染をしたら死ぬと脅かされ、コロナ感染以外の病気で入院しても誰にも会えない。コロナ禍のなかで年間100万人のお年寄りが誰にもみとられることなく亡くなりました。どんなにか孤独だっただろうと思うと胸が詰まります。

国は亡くなるかたに対しては、「人は最後まで幸せに生きる権利がある」と寄り添い、みとる家族に対しては「愛する人をみとることができなかったという家族の悔いが消えることはない」と理解を示す優しさが必要だったのではないでしょうか。

自粛政策は感染防止を思えばやむをえなかったとしても、せめてメンタルヘルスへの影響を考慮し、政府の専門家会議のメンバーに精神科医を加えたうえで、「自粛生活になったらこういう心の問題が生じる可能性があります」「気分が落ちこむようなら医療機関に相談しましょう」と人々に伝えていたら……と無念でなりません。

うつ病は「死にいたる病」！

うつ病はしばしば風邪に似ているといわれます。誰でもなりえるということ、それから、うつになると風邪で熱が出たときのような異様なだるさを感じるといった共通点のあるのは事実です。

とはいえうつ病のだるさは風邪のように何日かすれば治るということはなく、長く続くのが特徴。また風邪は医者にかかることも、薬を飲むことをしなくても、たっぷりと眠れば治るということがありますが、うつは自然治癒がほとんど期待できません。

いちばん大きな違いは、うつ病が「自殺」という死にいたる病であることです。

欧米では自殺者が出ると、周囲の人々から生前の様子の聞きこみをする「心理的剖検」がおこなわれますが、その報告によれば、自殺者の50〜80パーセントがうつ病だったと診断されています。このことからわたしは「うつ病は心のがんである」ととらえています。

自分で心の異変に気づいて専門医に相談するのがいちばんなのですが、初期段階では「気分が落ちこむときもある」などと見すごしてしまうことは珍しくありません。

あるいは日本では精神科や心療内科の敷居が高いこと、何よりも「心が弱い人だと思われたくない」などと世間体を気にすることから治療が遅れてしまうケースはよく経験します。

でもほとんどの病気は早期発見早期治療が望ましいのです。**うつは「気持ちのもちよう」で治る病ではないと認識し、医学的な治療を求めることが大切だということを忘れてはいけません。**

ところで、あなたは大丈夫でしょうか？　うつ症状があるかどうか、簡易自己チェックしてみてください。

□憂鬱な気分が続いている
□何をやっても楽しくない
□疲れやすい
□気力がない
□熟睡できない
□食欲が落ちた（過食になることもある）。何を食べてもおいしくない

□イライラが続く
□自分を責める気持ちになる
□自分は価値のない人間だと思う

こうした症状が複数あるようなら、うつかもしれません。なかでも「憂鬱な気分が続いている」「何をやっても楽しくない」にチェックが入る場合には要注意。

とはいえ日曜の夜に「明日からまた仕事か」とドンヨリしても、週末に「明日は休みだ」と思うと気分が楽になる、休日に予定しているレジャーが楽しみだとワクワクするというようなら、うつ病ではない可能性が高いのです。

問題なのは、以前なら好きな音楽を聴くなど楽しめたことが楽しめなくなったり、仕事にしても、以前なら責任感が先立っていたのにどうにもやる気になれず焦りがつのるといった状態。こうした憂鬱な気分が連続的に2週間以上続く場合にはうつ病と診断される可能性が高いといっていいでしょう。

この症状があればうつです！

うつ状態に当てはまるというかたのために、もう少しくわしく解説しておきます。

「DSM－5」（アメリカ精神医学会の精神疾患の診断基準）は以下のとおりです。

抑うつ気分

とくに朝の気分の落ちこみが激しく、午後になると徐々によくなってくることが多い。

興味や関心の低下

今まで好きだったことや趣味などに興味をもてなくなる。

食欲低下・体重減少

味覚を感じなくなり、食欲が失せる。体重は増加することもあるが、多くの場合は減少傾向。

不眠

寝つきが悪い。やっと眠れても早朝に目覚めてしまい、寝た気がしない。過眠の場合もあるが、多くの場合は不眠。

不安焦燥・精神運動制止

不安で落ち着かずソワソワする。もしくは、頭の働きが鈍くなり、思考停止状態に陥る。会話が少なくなる、話しかたがスローになる、動作が緩慢になる。

疲労感・意欲低下・活動性の低下

些細なことで疲れやすくなる。今までできたことができなくなる。気力がわかない。

自責感・罪責感・無価値感

すべて自分が悪いと思いこむ。自分は価値のない人間だと思いこむ。

集中力や注意力の低下

仕事のペースが落ちる。ケアレスミスが増える。集中して物ごとにとりくむことができない。

これらの項目のうち5つ以上が2週間続き、そのうち少なくとも一つが、抑うつ気分または、興味または喜びの喪失である場合、なおかつ、それが仕事などの社会活動や日常生活に支障をきたしている場合、うつ病と診断します。

ただし、うつ状態のときも躁状態のときもあるという場合には「双極性障害」と診断します。また、たとえば学校や職場では気持ちが沈むけれど、家に帰れば平常に戻るという場合は「適応障害」の可能性があります。

似た症状であっても、治療法が異なるため、自己診断は間違うことも多く、また薬も使えないため、治りにくくなります。専門医に受診して適切な治療を受けることが大切です。

うつと心の弱さは無関係

心の強い人はうつ病にはならない、心の弱い人がうつ病になるなどと決めつけている人がいるようですが、そんなことはありません。もとより人は放っておくとネガティブ思考へと引っ張られてしまう生き物だといわれています。

ネガティブというと聞こえが悪いのですが、思慮深さや慎重さが遺伝子に組みこまれているのです。ですから、うつはなりやすい性質の人、なりにくい性質の人はいても、いつ、誰がなるかわからない。その意味でもがんと似ています。

そもそも一般的に考えられている「弱い人」「強い人」の定義は間違っているのではないでしょうか？　**結論から先にいえば、わたしは困ったことがあったときに人に甘えることのできる人こそが真に強い人だと思います。**

モヤモヤした気分のときに、ママ友とランチをしながら語り合ったり、友だちと酒を飲みながらワイワイ騒ぐことは、ピアカウンセリングにつながります。

ピアカウンセリングというのは、仲間同士でカウンセリングし合うという意味ですが、精神科の世界では、心を癒したり、ストレスを発散するための有効な治療法とされています。

愚痴をこぼしたり、弱音を吐いたりする行為は、とかく同病相憐れむ、傷口をなめ合うなどと揶揄されてしまいがちですが、互いに寄り添い、励まし合うことで、現状は変わらなくても力がわいてくるということがあるものです。これは自助行為といえるでしょう。

メールや電話じゃいけないの？　と思う人がいるかもしれませんが、わたしはリモートであっても人と真のコミュニケーションをとれる人はいると思いますが、そうでないことが多いことも経験的にわかっています。

もちろん直に対面しなくても、語り合える相手がいるのはいいことですが、たとえばラインやメールのように文字だけでは空気感の交流ができません。

電話ごしや、画面ごしでは相手の表情がしっかりと伝わってきません。人は相手の細かな表情からたくさんの情報を得ています。その場の空気感を共有することで生まれる癒し作用があるのです。

ちなみにわたしはマスク着用にも反対です。人は人の笑顔を見ることで心が落ち着くのに、顔の半分が隠れていては相手が笑っているかどうかをキャッチすることができません。

すると、どこまで突っこんで話をしてよいものかの判断がつかず、本音で話すことにブレーキがかかってしまいます。会話はキャッチボールなので、相手の感情にもブレーキがかかってしまう。

それでは対面して話す意味が半減してしまいます。

少し脱線しましたが、いずれにしても強風で激しくしなってもけっして折れることはない柳のような性質の人はうつになりにくいといえるでしょう。こういうしなったときに、自力でもちこたえるというより、人に頼るのは、もっとも有効な手段の一つです。

それに対して人に悩みを打ち明けるのは沽券にかかわるなどと悩みを抱えこんでしまう人は、ある日、ポッキリと心が折れてしまうことが少なくありません。

つまり、一般的に「あの人は強い」といわれる人は甘え下手。甘え下手な人はうつになりやすいといえるのです。

ワイドショーばかり見ているとうつになる

自粛中は一日中テレビを見てすごしていたという人もいることでしょう。どんな番組を見るのも自由ですが、ワイドショーには注意が必要だと思います。

ワイドショーでは一つの事件をとりあげて、コメンテーターが意見を述べるという形態がとられていますが、「わたしはこう思う」と端的に述べるのがコメンテーターの役割なので、ともすれば意見がかたよってしまいがちです。

もっとも時間が長ければ、「こうした理由から一概にはいえませんが」といった前おきをすべきところですが、時間制限があるので端折り、結果的に一方的な発言になってしまうケースが多いのです。

たとえば高齢者がアクセルとブレーキを踏み間違えて事故を起こし、子どもが命を落としたという報道が、事故現場などの映像とともに流れれば、視聴者は加害者に対して憤りを覚えます。

そこへコメンテーターが「こんな高齢になって運転するのが危ないのはわからないのでしょうか」と伝えれば、そうだそうだと感情をあおられることになるでしょう。

わたしなら加害者はふだん安全運転をしているのにそのときだけ暴走をしたというのなら、意識障害の可能性が高いと考え、だとしたらふだん飲んでいる薬の影響を調べないといけないと考えますが、「加害者は許せない、やっつけろ」という方向へ流れてしまうのです。

このことの何が危険かといったら、一つは原因の単純化です。薬物の影響の可能性が大きいのに、高齢だけが原因のように論じることです。

次に確率の無視です。75歳以上の高齢者の1万人にひとりしか死亡事故を起こしていないし、他の年代の人も死亡事故を起こしているのに、確率が無視されて、高齢者すべてから免許をとりあげろという議論になります。

さらに視聴者への悪影響というと白か黒しかもたない視点です。被害者か加害者か、善か悪か、薬か毒かと判断し、中間をもたない思考を精神医学の分野では「二分割思考」といって、避けるべき精神状態だととらえられています。

このような思考パターンはうつ病になりやすい考えかたなのですが、テレビを見ているとそういう思考パターンをもちがちです。

グレーは存在しないと考える「二分割思考」に陥ると、信用していた人にちょっと批判的なことをいわれただけで「もう信用できない」と失望したり、成績がトップから2位に落ちただけで「ありえない」と絶望したりしてしまい、つまり、うつになりやすくなってしまいます。

垂れ流し的にテレビのワイドショーばかり見ていると、知らず知らずのうちに

「二分割思考」に陥っているかもしれません。

そもそもメリハリのない生活は脳（とそのソフトである認知機能）にも心にも悪い影響をおよぼしてしまいます。ですから見たい番組だけをチョイスして見る、その番組を見終えたら直ちに電源をオフにして別のことをするといった具合に、暮らしのなかにさまざまな行動をとりいれるようにしてください。

うつ病になりやすい人の共通点

うつの原因はストレスだと聞けば誰でも納得するかもしれません。現代の心理学ではよいストレスと悪いストレスがあると考えられています。

セリエという生理学者は、ある程度までのストレスは、人間を成長させたり、生産性をあげると考えています。このレベルのストレスは善玉ストレスと呼ばれ

ます。

いっぽう、ある程度以上のストレスは、生産性を落とし、あまりにそれが強ければ、心の病の原因となります。

たとえば、受験などで、ある程度のプレッシャーがあれば勉強の動機になるけれど、過度なプレッシャーなら、かえって不安になって勉強の効率が落ちてしまいます。

さて、たとえば、このようにプレッシャーを与える親や、パワハラをする上司のことをストレスだという人が多いのですが、じつは、これは正確にはストレッサーといいます。このストレッサーが引き起こす心の歪みをストレスと呼ぶのです。

ということで、同じストレッサーがあっても、あまりストレスを生じない人もいれば、強いストレスを感じて、心の病になってしまう人がいます。

もちろん、暴行やひどいいじめのように誰の心でも傷つけるようなストレッサーもあるのですが、職場環境のようにストレスを感じる人も感じない人もいる場合があります。

そしてひどい場合には、そのストレスのためにうつ病や適応障害と呼ばれる心の病に陥る人がいるわけです。

普通の人より、同じストレッサーを強いストレスに感じやすい人が心の病になりやすく、職場に適応しにくいわけですが、この理由になるとされているのが、歪んだ思考です。このことを精神医学の世界では「不適応思考」といいます。

ペンシルバニア大学のアーロン・ベックという精神科の教授が、「認知療法」といわれるものの見かたや考えかたを変えることでうつ病を治療する手法を開発したのですが、それを通して、ペンシルバニア大学のグループが発見したのが、この不適応思考です。今ではうつ病に限らず、パーソナリティ障害、拒食症や過食症などの摂食障害の人にも強く見られる思考パターンだといわれています。

たとえば友だちからメールの返信が来なかったときに、何か怒らせるようなことを伝えてしまったのではないか？　と考えてストレスをつのらせている人がいたとしましょう。

この場合、一般的には心配性は生まれつきの性格のせいで、変えようのないものだと考えられがちです。けれど認知療法では、物ごとの受け止めかたのせいだと受け止めます。そのうえで、人の性格は変えられないが、物ごとの受け止めかたを変えることはできるという前提で治療を進めていくのです。

ベックの弟子のフリーマンは以下の12の不適応思考を想定しました。

1　二分割思考

白か黒かをはっきりとわける思考のことで、二分割思考の人は「敵か味方か」

「善か悪か」といった極端な判断を下します。

たとえば誰かに「ここはこうしたほうがいいんじゃないの？」と指摘されたときに、この思考パターンの人は「基本的にはＯＫだけどここさえ直せばいいのか」というふうにダメかいいかのあいだのグレーゾーンが考えられません。「ダメってことか。だったら白紙に戻す」などといい出すタイプは二分割思考にあたります。

こういう人は完璧主義者であるため自分で自分を追い詰めてしまうのです。

2　過度の一般化

一つの事象を見て、それが普遍化された一般的なことだととらえてしまう思考のことです。たとえば新入社員のひとりが挨拶をしなかったというだけで、「今どきの若い者は」と、若い世代の人を十把ひとからげにして決めつける人などが典型的なタイプ。

こういう人は、自分が何かうまくいかないことがあれば全部ダメだと考えやすく、うつ病になりやすいのです。

3　選択的抽出

ある一面だけに着目して、それ以外のことを無視してしまう思考のことです。それまで順調にやってきたという過去があっても、たった一度の失敗で「もう、ダメだ、周囲の人に見限られた」などと考え、過去の成功体験には目が向かないのです。反対に、一度信じたらいい面だけを見つめて疑うことをしないため、詐欺にあったりするケースもあります。

4　肯定的な側面の否定

自分のいいところをことごとく否定してしまう思考のことです。たとえば容姿に自信のない女性がいたとして、人から「あなたは気遣いのできる素敵な人だ」とほめられても、容姿に対するコンプレックスにとらわれ、「自分が素敵であるはずがない」と否定してしまうというケースがあげられます。

この場合、世のなかには容姿ではなく中身に魅力を感じる人もいるのだと思えないのは不適応思考です。

どこまでも満たされることがなく、慢性的に鬱々としてしまうのです。

5 読心

根拠もないのに、ちょっとした相手の言葉遣いや態度から「この人はわたしのことを嫌っている」とか、「この人はわたしのことを馬鹿にしているのだ」などと相手の気持ちを勝手に決めつけてしまう思考のことです。

コミュニケーションをはかるうえで相手の気持ちを察するのは大切なことですが、自分の想像は絶対に正しいと決めつけてしまうのが読心という思考の特徴。感情的になって人間関係を損なうこともあり、そのときに相手はもうわたしのことを嫌ってしまったと決めつけるためいよいよ落ちこみが激しくなるのです。

6 占い

決まってもいないことに対して予測したら、それが絶対に正しいと思いこむ思考のことです。

好きな人からの連絡に一喜一憂し、ちょっと連絡が途絶えただけで「フラれたんだ」と落ちこむ人などは、占いという思考パターンにハマっている可能性があります。

悪い予測が現実だと思いこんでしまうため、相手から連絡があっても「好きな人ができたのでしょう？」などと執拗に絡んで破局にいたるなど、よけいに悪い結果を引き寄せてしまう。自分で自分の首を絞める結果に陥りやすいのです。

7　破局視

最悪なことを想定して、そうであるに違いないと決めつけてしまう思考のことです。たとえば、ちょっと胃が痛いというだけで、「胃がんになった、もうこれまでだ」と結論づけてふさぎこんでしまうことがあれば、破局視という思考の持ち主だといえるでしょう。

パニック障害の人は「息ができない、もう死ぬ」といった破局視的思考によって、さらにパニックになってしまうのです。

8　縮小視

出来事のすべてを過小評価してしまう思考のことです。自分が成功を収めていても「こんなの誰でもできることだ」「とるに足らないことだ」などと思いこんでしまう。

謙遜であれば心の底では自己評価が高いのですが、縮小視という思考の人は本心から自己評価が低いため、テンションが上がらず、気分が沈みがちなのが特徴です。

9 情緒的理由づけ

自分の感情状態が、思考の根拠になってしまう思考パターンです。たとえば気分がハイなときには、実際の株価の動きとは無関係に、上がるに違いないと思い、落ちこんでいるときには下がるに違いないと思ってしまう、それにしたがって売り買いしてしまうといったことがあげられます。

また、「好きか嫌いか」という感情で物ごとを決めてしまうのも情緒的理由づけ。好きな人の意見は正しい、嫌いな人の考えは間違っていると思ってしまうのです。こういうことは意外に多くの人に見られる思考パターンですが、自分では気づきにくいものです。

10　～すべき思考

たとえば「子どもは親の介護をすべきだ」「仕事が終わるまで帰宅してはいけない」と「かくあるべし」の考えに強く縛られることです。こういう人は、自分を「かくあるべし」で律するので、それがうまくいかないと落ちこみやすく、うつになりやすいのです。

たとえば、「男は強くあるべきだ」と考えている人は、悩みがあっても人に相談することができず、ある日、ポッキリと心が折れてしまうこともあります。

さらにいうと、こういう思考パターンの人は、人が自分の「かくあるべし」に沿わないと非常に不快に感じ、人間関係を悪くすることも多いのです。また、現代では部下に残業を押し付けてパワハラといわれかねません。

11 レッテル貼り

わかりやすいレッテルをつけてイメージを固定化する思考のことです。たとえば栄転なのに、「地方に飛ばされた自分は負け組だ」などと自分にレッテルを貼るというケースでは、モチベーションがあがらず、常にドンヨリしてしまいます。

また、他者に対して「あいつは無能だ」などと決めつけてしまうこともあります。その人のよい点が目に入らないことから人間関係に支障をきたしてしまうのです。

12 自己関連づけ

物ごとにはさまざまな要因が絡んでいるのに、自分こそが最大の、あるいは唯一の要因だととらえる思考のことです。

たとえばサッカーの試合に負けたのは「すべて自分のせいだ」と自分を責める、あるいはサッカーの試合に勝ったのは「すべて自分の手柄だ」と得意になるなども典型的な自己関連づけです。

12種類の思考のどれにも共通しているのは「決めつけ」と「思いこみ」。「さまざまな考えかたができる」「白と黒のあいだにさまざまなグレーを想定できる」ことを認知的複雑性が高いといいますが、不適応思考の人は認知的複雑性が低いために、どれもこれも当てはまるという人もいることでしょう。

誰でも不適応思考に陥ることはあるでしょう。でも「この人はわたしのことが嫌いなのだ」ではなく、「嫌いではないのかもしれない」「たまたま反対したのだろう」と思考にゆとりがある場合は、それ以上落ちこむことが防げます。

あるいはネガティブな思考が生じても、「それは考えすぎだろう」と打ち消すことができるなど、思考の調整がきくようなら不適応思考に支配されているわけではありません。

また、自分の思考パターンに不適応思考に近いものがあれば、それを自覚して気をつけることで、うつ病の予防につながるとされています。

高齢になるほど上がる自殺率

厚生労働省の調査によると、日本国内のうつ病患者数は約120万人ですが、これは医者にかかっている人の数です。国際的にうつ病の有病率は3～5パーセントとされているので、これを日本の人口に当てはめると４００万人～６００万人くらいということになります。

そのうち65歳以上の「老人性うつ」は、高齢者が人口の約30パーセントであること、高齢者のうつ病発症率が若い人より高いことを考慮すると、患者の４割を占めると考えられています。

60代からは身体だけではなく、心も疲れやすくなります。若いころには少しくらいの悩みなら、飲み会やスポーツで発散することもできましたが、定年退職を迎えると人づきあいはめっきり減り、そもそもストレスを発散しようという気力さえ衰えてしまいます。

さらに60代は脳の老化、とりわけ前頭葉の萎縮や機能低下が始まる年代。特別な悩みがなくても、意欲が衰え、気分的な落ちこみが出てくることも珍しくありません。どんなに今が恵まれていても、二度と青春時代は戻らないなどと考え始めたら、たちまちブルーな気分に襲われてしまいます。

髪が薄くなり、視力が衰え、耳が聞こえづらくなり、歯茎が落ち、歯が抜け、歩きづらくなり、友だちがぽつりぽつりと消えていく。こうした変化を受け入れていくのは口でいうほど簡単ではありません。

こうしたことから年齢が上がるとともにうつになる人が増え、発散する術もなく、放置しておくとそのうつ病は静かに進行していきます。未来に対する夢もない、待ち受けているのは介護生活だ、家族の世話になりたくないと思考が負のスパイラルに入るようだと、絶望して、自殺を招きやすいのです。

世界的に見て、自殺率（その多くはうつ病によるものと考えられます）は、高齢になるほど高まっていくことがわかっています。

「老人性うつ」と「認知症」ここが違う

「老人性うつ」と「認知症」とは違う病気なのですが、症状は似ていることがあります。

認知症は周囲にいる人たちにとっては厄介な病ですが、症状が進むにしたがい本人は自分が認知症であることさえわからなくなります。

初期のうちは不機嫌になることはありますが、病気が進むにつれ、ニコニコしていく人のほうが多いというのがわたしの印象です。

試練の多い人生を歩んできた人の表情はけわしくなってしまいがちですが、認知症になった親御さんがおだやかな笑顔を浮かべていることに驚き、こんなに幸せそうな親の表情は見たことがなかったと語る息子さんや娘さんをわたしは数多く見てきました。

一方、老人性うつは笑顔をうばいます。よく「年をとるのは仕方がないが、認知症にだけはなりたくない」という人がいますが、精神科医であるわたしは「認知症より老人性うつになることのほうがこわい」と思うのです。

老人性うつを患って生きることは、感動もなく、感謝もできず、暗い老人として晩年を送ることを意味するのですから。

晩年の日々を楽しく、おだやかに暮らせるかどうかは、うつ病を防げるかどうかにかかっているといえるでしょう。

「何をしても心が晴れない、おかしいな」と感じたら、まず疑うべきはうつ病です。家族が認知症だと思って患者さんを病院に連れてみえたところ、じつは老人性うつだったというのはよくある話。対処法が違いますので、認知症か老人性うつかを見極めることは、とても大事なことなのです。

「老人性うつ」と「認知症」を見わけるポイント

もちろん臨床経験の豊富な医師が、認知症と老人性うつを見間違うことはありませんが、両者は「なんとなく元気がない」「一日中ボーッとしている」といった初期症状が酷似しているため、医者であっても初期の段階では判断がつかないこともあります。

「もの忘れがある」「着替えをしなくなった」「風呂にも入らなくなった」「家が散らかり放題になっている」などというと、家族だけでなく、医者でも認知症だと思うことは多いでしょう。しかし、これらはすべて認知症でもうつ病でも起こる症状です。

わたしが診断をするときには、まず「症状はいつごろから始まりましたか?」

と質問します。**本人や家族が「今年に入ってから」とか「3カ月前までは元気だったのですが」といった具合に、おおよそであっても変化した時期を答えられるようなら、うつの可能性が大きいと判断します。**

認知症の場合は症状がゆっくりと進行するため、いつごろ始まったのかがはっきりしないケースが多いのですが、うつ病はある時期を境に急変するのが特徴的。

うつ病ではあるときから急に外出するのがおっくうになったり、お化粧したり、お風呂に入ったりするのが面倒になるなど、1カ月くらいのあいだにさまざまな変化がまとまってあらわれるのです。認知症の場合、もの忘れが始まってから、着替えをしなくなるまで何年ものタイムラグがあるのが普通です。

もの忘れにしても、「半年くらい前だったか、もっと前からだった気もする」というように、はっきりと答えられない場合には認知症を疑います。また、本人がもの忘れが多くなったことに気づいていない場合にも認知症である可能性が高いと判断します。

つまり本人に自覚があり、自発的に精神科医を訪れて、「最近、もの忘れが激しくなったのですが、アルツハイマーではないでしょうか？」と質問する人はうつ病であることのほうが多い印象です。

家族につき添われて受診されるかたも多いのですが、こちらが何を質問しても、心ここにあらずで黙りこんでしまう人は、うつ病の可能性が高いといえます。

認知症の人は、元気を装ったり、話をはぐらかしたりする傾向があり、辻褄の合わない話をごまかしてでも、何とか答えよう、面目を保とうと頑張る傾向があります。

要介護認定では調査員が面談をおこないますが、家族のなかではボンヤリしていたかたが調査員の前では背筋がのび、溌溂と話し始めたというのも、認知症ではよくある話です。

食欲からも、ある程度違いを見わけることができます。一般にうつの人は食欲が減退するのに比べ、認知症の人は食欲が増すケースが多いのです。

もう一つ、うつの特徴に「不眠」があげられます。寝つきが悪いということよりも、夜中にちょくちょく目覚めてしまう「熟眠障害」や「早朝覚醒」が目立つのですが、認知症の人はロングスリーパーになる傾向があるのです。

治療をめぐる最大の違いは、認知症は現段階では進行を遅らせることはできても、治癒することはないということ。

老人性うつは適切な治療を始めれば、かなりの確率で治ります。抗うつ剤が効果的で、早期発見早期治療により80パーセントくらいの確率で治る印象をわたしはもっています。

うつ病には正しく備える

うつ病にかかる人が珍しくなく、今後も増え続けていくことが懸念されています。今は元気な人も、いつ、何をきっかけに発症するかわかりません。**いざというときに、適切な対応をするためには、日ごろから情報を得ておくこと、正しい知識を備えておくことが大切です。**

なかでもわたしがもっとも理解しておいていただきたいのは、**うつ病は改善することができるという事実です。**

老人性うつは抗うつ剤が効果的だとお伝えしましたが、40代、50代は加齢とともにホルモンバランスが崩れることが、うつの要因になるという考えもあります。更年期障害による不定愁訴の一つに、悶々とする、気分が落ちこむという症状があるのはそのためです。

また、40代くらいから脳内のセロトニンが減ってくるとされていますから、外から脳内のセロトニンを増やす薬を投与することで、数週間程度で改善するケースも少なくありません。

かつてノルウェーのボンディック首相がうつ病になり、職務を離れて休養することを発表したという出来事がありました。うつ病に対する偏見を思えば大変な勇断だったと思いますが、4週間ほどの休養を経て職務に復帰し、首相を務めあげたのです。

その後、ノルウェーの自殺率はかなり減ったそうです。偉い人でもうつになるのだ、うつになってもちゃんと治るのだと多くの人が知ることになったからでしょう。

ストレスの多い現代社会を生きるのは、誰にとっても容易なことではありません。うつという病気は、なるときにはなってしまうのです。

でも正しい知識があれば、うつがうつを呼ぶという悪循環から逃れ、前向きに治療にとりくむことで人生そのものが変わってしまうほどのダメージは回避することができるはずです。

第三章

医者選びの壁

「医者」選びを間違えれば早死にする

自分にとっての名医の条件

病気は原則としてさまざまな要因が絡み合って発症します。たとえばがんは遺伝的な要因もあれば、食生活のみだれやアルコールの飲みすぎなど生活のみだれも関係しているとされています。

さらに不幸な出来事や忙しさ、人間関係のトラブルなどからくるストレスによって起こる免疫の低下のために、身体のなかでできた出来損ないの細胞を掃除しきれず、がん細胞になってしまうこともあります。

遺伝的な要因は同じ親から生まれても個人差があるし、どんな出来事によって免疫が落ちるかわかりません。つまり病気になるかならないかは「運」に左右されるといえるのです。

とはいえ、病気になった時点で運に見放されたと落胆するのはまだ早いといえるでしょう。その先に待っている出会いの運に恵まれれば、人生のピンチから逃れることのできる可能性がグンと高まるのですから。

勘のいいかたならおわかりだと思いますが、どんな医者とめぐり合うかによって運命は大きく変わってきます。

では、どんな医者と出会うことが良縁なのかといったらわたしの考えでは、元気にしてくれる医者です。あたりまえじゃないかと思う人がいるかもしれませんが、名医といわれる人が担当医になったからといって、縁に恵まれたとは限らないというのがわたしの意見です。

医者選びにおける大切なことの一つに相性があると思います。相性によって、誰かにとっては名医でも、自分にとっては精神衛生上悪い医者だということがあるのです。

たとえばわたしは血圧の数値が高くなって、いくらなんでもこれはマズイということで紹介された病院で、医師からいきなり説教をされてカチンときてしまいました。「叱られにきたのではない」「なんだこの偉そうな態度は」などといら立ちを覚え、その医者のいうことを素直に聞く気になれなかったのです。医者に会うと血圧が上がるなんて馬鹿なことがあってはいけません。

その医者に会うと、なんだかホッとする、そればかりか元気をもらえると思えるような医者とめぐり合えたらラッキーです。

相性以前に誰にでも感じの悪い医者というのもいます。医者であるところのわたしがいうのもヘンですが、たいていの医者は小さいころから成績優秀で周囲の人たちから一目おかれているうえに、若いころから「先生」と呼ばれることも相まって「自分は偉い存在なのだ」と勘違いしていることが少なくないのです。

待合室がドンヨリとして暗い医院は要注意。逆に待合室が賑わっていて明るい

のは、真摯に患者さんと向き合う「いい医者」がいる証拠だというのがわたしの持論です。医者によって患者さんが元気になるから待合室も賑わうのです。

逆に元気のない患者さんばかりだと、薬の出しすぎなどの問題があるかもしれません。

年よりの医者が信頼できる理由

加齢によってさまざまな不調が出やすい高齢者は、何かあったときに気軽に相談できるかかりつけ医（主治医）を決めておくとよいでしょう。

風邪だと思っていたら、検査の結果、深刻な病の可能性があると判明したといった場合も、専門医を紹介してくれたり、大学病院への紹介状を書いてくれるなど、速やかに治療を始めるための橋渡しをしてくれるはずです。

働き盛りの40代、50代の医者が望ましいと考えてしまいがちですが、そうとも限りません。同年代だからわかってもらえる不調があると思います。

それに、昔の医者は聴診器を胸に当てながら、その人の顔をよく見て、傾聴を通して「こういう可能性がある」と目星をつけていました。この、経験から培われた「勘」が侮れないのです。

一方、今は数値至上主義で、パソコンの画面しか見ていない医者が増え、患者さんが不調を訴えても、数値が正常なら「問題ありません」などと告げられてしまうことが多くなりました。

でも問題がなかったら病院へはいきません。数値的に問題がなくても具合が悪いものは具合が悪いのだから、そこに寄り添ってくれる医者を選ぶべきだと思います。

総合診療（当時は内科診断学と呼ばれました）のトレーニングを受けた世代の町医

者と、受けていない世代の開業医がいるということも念頭においておく必要があるでしょう。総合診療のトレーニングというのは、自分の専門分野だけでなく、患者さんの身体を総合的に診るための教育のことです。

周知のとおり、大学病院には「内科」という科はなく、「呼吸器内科」「消化器内科」「循環器内科」などにわかれています。こうして細分化することによって、高度医療を提供しているのです。

医学部の医者たちは、それぞれが専門の臓器に特化して学び、研究を通して専門性を高めているのです。

1970年代に各大学で開始された「臓器別診療」による専門性の高い医療のおかげで多くの難病患者さんたちが命を救われてきたのですが、多くの病気を抱える高齢者には不適切な治療である可能性が高いとわたしは考えています。

高齢化が進んだ現在では、大学病院の多い都道府県ほど平均寿命が短い傾向があるのです。

さて、大学病院で専門医として働いていた医者も、通常は、地域で開業する場合、どんな病状の人でもある程度、診ることのできるスキルが求められます。

ところが現在、62歳であるわたしが医者になる以前から医学の専門分化が進み、現在50代より若い医者はほとんど総合診療の教育を受けていないまま開業するのが現実です。

頭のかたいヘボ医者にはご用心

欧米には「ファミリープラクティス」といって、乳児からお年寄りまで家族全員の健康相談、病気の発見、診断、治療など総合的なケアを学ぶための機関があります。イギリスでは医師全体の約半数が総合診療医だとされています。

日本には総合診療医の教育をする機関がほとんどありません。近年になって注目され始めたというのが現状ですが、教える人がいないうえ、スタッフの数が多くないのでうまく機能していないのは事実です。

こうしたことから40代、50代の町医者の多くが、開業する直前まで大学病院や大病院で呼吸器とか消化器といった特定の臓器の専門医として治療にあたっていたと思われます。

それなのに開業するにあたって「内科クリニック」という看板を掲げて、「老人歓迎」「訪問診療もやります」などと掲げるわけです。

といっても、わたしはそういう医者のすべてがヘボだといっているわけではありません。**開業医になった当初は自分の専門分野以外の知識に乏しくても、さまざまな症状の患者さんと向き合うなかで総合診療のプロフェッショナルになっていく人もいます。**

問題は頭のかたい医者。狭い知識だけでわかったようなことをいうヘボ医者は素早く見抜いて回避しなくては、命を縮めることになりかねません。

医者が金儲けのために薬を出すというのは誤解

日本人が薬漬けになっているのは今に始まったことではありませんが、多くの人は医者が薬を出すと儲かるからだと認識しているのではないかと思います。だから医者は収入が多いのだと。でもこれは誤解です。

かつて日本では老人医療費が無料になった時代がありました。そのころはどこの病院も高齢者であふれかえり、待合室は高齢者のサロンと化していたと批判されました。病院の待合室で旅行の計画を相談する高齢者のグループがいるとか、いつも来ている人が姿を見せないと「今日は具合でも悪くなったのかな?」と心配する声がある、などといった皮肉な話をよく耳にしました。

親が死んだあと、部屋の整理をしていたら、押し入れから大量の薬が出てきて驚いたといった話もあり、要するに医者が病気でもない高齢者を集めて、金儲けをしていると揶揄されていたわけです。

現実的に考えれば、高齢者は高血圧や骨粗しょう症など慢性的な病を抱えて医者に来ることが多く、風邪をひいたといった急性の病気で来ることは珍しいといえるでしょう。そう考えれば待合室で旅行の計画を立てるグループがいても不思議ではないのです。

前述のように待合室の患者さんが元気だということは、その医者が名医である可能性が高いのです。

ところがマスコミは、日本の医者は病気でもない高齢者を集めて薬を出して金儲けをしていると考え、厚生省（現・厚生労働省）も医療費を減らしたいという思惑で、無知なマスコミを上手にあおって、90年代後半から医薬分業を押し進めました。

つまり薬の処方は医師、調剤は薬剤師と専門家がそれぞれに分担するシステムに変えていった。薬を出せば出すほど儲かるのは院外薬局の経営者と製薬会社です。

ところが医者に入るのは処方箋料のみとなったにもかかわらず処方の数は減りませんでした。このことは医者が金儲けのために薬を出していたのではないことを意味します。

日本人が薬漬けになる本当の理由

ではなぜ日本人は相変わらず「薬漬け」なのかといえば、医者の教育が悪いからです。**多くの医者が自分の専門以外の症状を訴える患者さんに対しては、標準治療の記された医者向けのマニュアル本を参考にして薬を処方していると思います。**

マニュアル本では、各々の病気にこんな薬を出せばいいと3種類くらいの薬をすすめます。これでは5つくらいの検査の異常値がある人は15種類の薬を出されることになります。

さらにつけ加えると、日本でいちばん売れているマニュアル本の『今日の治療指針』という本の編集代表は製薬会社ととても仲がよく、かつて血圧の薬の効果にまつわる大規模調査で改ざんをおこなったと認定されている東大教授です。

また、欧米ではあまり見られない日本の医療界の悪しき習慣として、薬の予防投与があります。たとえばけがをした際に、まだ感染症が起こっていないのに抗生物質が出されます。なるかならないかわからない症状に対して、飲まないほうがいいにこしたことはない薬をすすめるなんてめちゃくちゃな話だと思いませんか？

健康診断に関する標準値は厚労省の要請で学会幹部の医者が決めています。ですから学会の研修会に参加している医者（この人たちは専門医とか認定医の資格をもらっています）は「標準値から外れた患者さんには薬を投与する」という洗脳を受けにいっているようなものです。

わたしも内科学会の認定医で、研修にいかないと資格をとりあげられてしまうというシステム上、参加しますが、いつも「メタボは恐ろしい。太っている人は危険です」といった話を滔々と聞かされ、しかも質問コーナーがないので「だったらどうして太っていても長生きできる人がいるのか？」と疑問を呈したくてもきくチャンスがありません。

大学病院では患者の人生より正常値

そもそも頭のかたい医者に限って、大学病院が教えることに疑いをもたない傾向にあって、患者さんの症状によってフレキシブルな対応をするということができないのです。これこそが大学病院が医療を支配する時代の悪しき名残りだといえるかもしれません。

そもそも治療とは誰のためのものか？　当然のことながら、患者さんがよりよく生きるためのものです。ところが大学病院の多くの医師にとっての最大の関心事は、臓器機能を示す数値。患者さんの暮らしぶりや、人生哲学などには興味がなく、ひたすら数値にこだわり続けます。

数値を下げるためにどういう治療が効果的なのか、一つでも多くのデータが欲しい、一つでも多くの成功例が欲しい。大学病院の偉い先生は大学での実績を上げることで大学病院に貢献し、ひいては自分の評価を高めたい。大学の偉い先生の下で働く医者は、手柄を立てて大学内部での肩書を引きあげてもらいたい。

もちろんそうでない真摯な医者もいますが、そういう誠実な人はなかなか出世できません。

山崎豊子さんの『白い巨塔』という作品をご存知のかたなら、ご理解いただけるのではないでしょうか。この当時は、腕のいい医者が教授でしたが、今は動物実験ばかりやってきた人が教授になるのでさらに性質が悪いといえます。

とにかく、大学病院では人の人生という唯一無二の大切なものをないがしろにしたまま、自分が専門としている臓器を正常値に戻すことだけを目指すという本末転倒な治療がまかり通っている。残念ながらこのことは否めないのです。

大学病院は最先端の研究などを踏まえた高度医療の提供に努めています。いっぽうで、研究業績を残さないと出世できないのですが、その研究の費用を提供しているのが、製薬会社です。

医局は製薬会社の意向に沿って薬を増やしたり、売れる薬の研究（といっても開発ではなく、患者さんに効くかどうかを試すだけですが）をしている。大学病院と製薬会社は密接な関係にあるのです。

よって大学病院ではたくさん薬を使うことはしても、薬を減らすための研究はしていません。アメリカでは医療費を払う保険会社が薬を減らす研究の資金を出しているのですが、日本ではそういう資金を出すところがないからです。

しかも厚労省は大学病院と製薬会社の味方です。大学病院の幹部が決めた標準値を目安に、標準値を超えた人に対してバンバン薬を投与する図式は、こういうメカニズムでつくられているのでしょう。

検査の数値を標準値にもっていかないといけないというイデオロギーに染まっ

ている医者がいる限り、そして治療を受ける側の人々が考えもなく医者に依存している限り、異常値には薬を使えという信仰が蔓延し続け、結果、薬漬け人間が増え続けることになるのです。

薬のとりすぎが寝たきり老人をつくる

薬については本当に深く考えなければ、この国が寝たきり大国から脱することはできないでしょう。

薬の量を減らしたことで、寝たきりだったお年寄りが歩行することができるようになったという医療現場からの報告もあります。

1990年代に、「老人病院」といわれる長期入院型病院（現在では療養型病床といわれますが、原則廃止の方向になっています）では、どれほど入院患者に投薬したとしても、病院には一定額しか支払われないという入院治療代の定額制が導入されました。

これまでは出来高払いといって薬や点滴をするほど病院の収入が増えたのですが、それ以降は、老人病院側としては、できるだけ薬や点滴を減らしたほうが利益が上がるシステムになったので多くの病院で、大幅に薬が減らされました。

その結果、薬の使用料を3分の1まで減らした有名な老人病院の院長は、講演会で「寝たきりだったお年寄りが歩行するまで回復したという例が少なからずあった」と語っています。

薬のとりすぎがどれほどまでに高齢者の身体を蝕んでいたか、という証言だったわけですが、それではなぜ通常量とされる薬の投与が高齢者にとって大きなダメージになってしまうのかといえば、老化にともない、臓器の働きが衰えているからです。

薬を口から飲んだ場合、胃腸で吸収されてから少し遅れたころに血中濃度がピークに達します。その後、肝臓で分解され、腎臓で排出されるのを経て、少しずつ血中濃度が下がっていくのですが、濃度が半分くらいまで下がったところで次の薬を飲むという繰り返しで、血中の濃度がほぼ一定に保たれるというのが原則です。

薬によって飲みかたに違いがあるのは、血中の濃度が半減する時間が薬によって異なるからです。8時間かかる薬なら1日に3回の服用、12時間であれば1日に2回の服用となります。

ここで問題なのは腎臓や肝臓の働きが衰えている高齢者の場合には、薬を肝臓で分解するにしても、腎臓で排出するにしても、若い人より時間がかかるという点です。

高齢者が若い人と同じ量の薬を飲めば負担がかかるのはあたりまえなのに、現状では子どもと大人によって薬の量を変えても、大人と高齢者という区わけはありません。

本来なら体型や体力、症状などを見合わせて薬を減らし、その人にとってのベストな薬の使いかたをすべきなのです。

なぜ男性の平均寿命は女性の平均寿命より短いのか？

どうすればわたしたちは無駄な薬を飲まないようにできるのか？　と問われたら、わたしはひとりひとりが薬の弊害について熟考し、自分なりの考えをもって、薬を使いたがる医療体制と対峙していくしかないでしょうと答えます。

もっと具体的にいえば、こういう現象はなぜ起こるのだろうか？　と考えてみることです。たとえば、なぜ男性の平均寿命は女性の平均寿命より短いのかと思いをめぐらせてみる。すると薬の問題が潜んでいることがわかります。

この国では、男性は社会のなかで仕事をして、女性は家を守るという専業主婦が主流の時代が続きました。

現在、80代になる人たちのなかで健康診断を毎年受けていたのは主に男性。専業主婦やパート従業員が主だった女性は会社の定期検診を受けていないのです。

本来なら身体の異常にいち早く気づき、数値を正常値に戻してきた男性のほうが健康管理がなされており、長生きをしてしかるべきなのにそうなっていません。

日本人の平均寿命が50歳を超えた当時、男女の平均寿命は3～4歳しか差がありませんでした。現在では、6歳の差があります。健康診断が寿命をのばすならむしろ逆転してしかるべきなのに、差が広がっているのです。

会社の健康診断を受けず、つまり健康数値とは無縁に暮らしていた多くの女性は、痛いとか痒いとか熱があるとかいった身体の異変を自覚しないと医者にいきませんでした。
対して多くの男性は自覚症状がないのに検診に引っかかって、自覚的な不具合もないのに薬を飲み始め、飲み続けた。

女性は医者から数値を下げるための薬をすすめられる機会がなかったからこそ長生きなのではないかとさえ考えることができるのです。

わたしは数値を薬で正常値に戻すことが、本当に「元気で長生き」につながるのかと、立ち止まって一考する必要があると思います。つまり医療の常識を疑う必要があるということです。

高齢者は大学病院にはいかないで

医療の常識といえば、高度医療を提供する大学病院にいけばベストな治療を受けることができると妄信している人が目立ちます。でも本当にそうでしょうか？
とくに70歳以上の高齢者は原則的に大学病院へいくべきではないというのがわたしの考えです。

若い人であれば何らかの病気にかかったときに、それを徹底的に検査し、なるべく高度な治療を受けて、もとの状態に戻るというのは望ましいことなのでしょう。若ければ、手術による体力低下や投薬の副作用を乗りこえて回復し、病気になる前の暮らしをとり戻すということがあると思います。

でも、高齢者には高度医療という名の力技といえる治療によって身体に受けたダメージから完全復帰するのは難しい。

たとえトラブルのあった臓器の状態がもとの状態に戻ったとしても、調子が戻らずヨボヨボの状態で退院をするとか、退院後の生活のなかで慢性的な倦怠感を抱えてしまうといったことになりかねません。

それ以上に、若い人であれば、病気をするにしても、一つだけであることが多く、それを治せば健康に戻ることができました。

ところが、高齢者の場合、いくつもの病気を抱えていることが多く、そのそれぞれに専門的で高度な治療を受けると、かえって弊害が増えてしまうのです。

たとえば高血圧でありながら、軽い糖尿病もあり、コレステロール値も標準値オーバーで、頻尿症状も抱えているという場合、大学病院では循環器内科で血圧を下げるための降圧剤とコレステロール値を下げる薬が処方され、内分泌代謝内科で血糖値を下げる薬が処方され、泌尿器科で膀胱収縮を抑える薬を処方されるでしょう。

各臓器の状態が正常に戻っても、これでは薬の多剤併用の副作用が出てしまいます。短期的な有害事象だけでも、薬が6種類以上の場合、15パーセントの患者さんに出るというデータがありますが、長期的な弊害ははるかに多いとわたしは見ています。

実際、愕然としてしまうようなデータもあります。1965年に47都道府県を対象におこなわれた平均寿命を調べる調査では、東京、大阪、福岡、愛知、神奈川といった大学病院の多い県が上位を占めていたのですが、その後、その順位はどんどん下がっていき、今では大学病院が3つ以上ある都道府県ほど平均寿命が下位になっています。

先にお伝えしたとおり、大学病院で臓器別診療を開始したのは70年代の話です。大学病院が多い県では、近隣の大病院や開業医もその影響を受けやすいのでしょう。

逆に、地域医療が盛んで大学病院の影響の少ない長野県などは、男性の平均寿命が日本のトップに躍り出た1990年以降、平均寿命は常に日本のトップクラスで、ひとり当たりの老人医療費も常に最低レベル（つまり、県民が健康）の常連です。

つまり「臓器別診療」という大学病院のスタイルは、高齢者には基本的にフィットしないことを物語っているのです。

長年にわたり思い描いてきた理想の医学を目指して専門医の育成に励んできたというのに、社会全体のニーズに応えることができなかったというのは残念なことだと思います。でもかくなるうえは、自分の身は自分で守らなくてはいけません。

もしも、あなたが働き盛りも終わったし、24時間戦えなくてもいい。数値以前に自分がほどほどに快適にすごせたらそのほうがいいと考えているのなら、大学病院がベストだという認識を改めたほうがいいとわたしは強くおすすめします。

高齢者ほど簡単に薬漬けになる

大学で「臓器別診療」がスタートした当時、日本の人口の7パーセント程度だった65歳以上の高齢者は、2022年度調べでは29・1パーセントまで上昇しています。

高齢者の高血圧や高血糖などが、一つずつ多発的に起こることが多いことを思えば、大学病院型の医療を学んでいると「薬漬け」の所以はさらに明確になるのです。

前にも述べましたが、現在の50代より若い開業医は、ほとんどが大学病院の臓器別診療のトレーニングしか受けていません。さらに80年代から盛んになった専門医制度は、ほとんどのものがある臓器の専門医の称号を与えるというものです。

それなりに厳しい条件をクリアし、それなりの難しい試験に合格しないと得られないものですが、逆にそれをとってしまうと、それを手放したくないのが人情です。5年に一度くらいの更新のために、その臓器の勉強を続けないといけません。ということでその臓器については最新の知識を学ぶことになるのですが、よけいにほかの臓器の勉強の時間がとれなくなるというパラドックスが生じます。

このような臓器別診療のために、開業医にかかっても、その医者の専門の臓器については大学病院のすすめる標準治療、それ以外の臓器にはマニュアル本頼りになります。

この流れをくんだ開業医の多くが頼りにするマニュアル本の標準治療では、ほとんどの病気で一つの病気に対して2〜3種類（5種類のこともあります）の薬を飲ませるといいということになっているため、4つの症状を抱えている患者さんは8種類〜12種類もの薬を処方されることになるのです。

ちなみにマニュアル本では、他の病気が合併していることは、ほとんど考慮に入れられていません。

何度も繰り返しますが、その一方で、**総合診療を学んでいない医者は自分の専門外の臓器には他になす術がない。**

だから病状の数だけマニュアル本どおりに薬を処方する。「こんなにたくさんの薬を飲むと胃が荒れますので、胃薬も出しておきましょう」と、2種類くらいの胃薬も出すので12種類の薬が14種類になってしまう。これがこの国が「薬漬け大国」となってしまった理由なのです。

いい医者かどうかのリトマス試験紙

標準治療をすれば大外れにはならないとはいえ、マニュアル本どおりにしていたら、患者さんに個人差があるという点が抜け落ちてしまいます。

目の前にいる患者さんは、家ではどんな暮らしぶりなのか、どんな食生活をしているのか、どんなストレスがあるのか、運動はしているのか、何をしているときに癒しを感じるのか……。人を知ろうとせず、数値とばかりにらめっこして、ステレオタイプな投薬を繰り返す。これでは「患者主体」の治療とはいえません。

前述のように、大量の薬を投与すれば、症状を軽くするどころか、副作用による害のほうが大きくなってしまいかねないのです。

そのうえ、高齢になれば肝臓の薬の分解機能も低下してきます。腎臓の機能も落ちるので、体内に摂取した薬が排出しづらくなることから薬が血中に残りやすいことも考えられるのです。

とはいえ、患者さんにも責任の一端があるとわたしは思います。医者を信じすぎているという点において。もっといえば依存心があまりにも強いという点において。自分の身体のことなのですから、医者にかかって調子が悪いときに、どういうことが考えられるのかは今でも調べられますし、チャットGPTに聞けば教えてもらえるようになる日も近いでしょう。

今でも出された薬については、その薬にはどんな副作用があるのか、すぐにスマホでも調べられます。このくらいは最低、調べておくべきなのではないでしょうか。

その構えがあれば、調子が悪くなったときに、医者に「今の薬が合わないようなのですが」といいやすいでしょうし、「その薬にはこういう副作用がありますが、どうお考えですか?」と突っこんで尋ねることもできるのです。

本来、医者は、くわしいインフォームドコンセント（患者さんが治療について十分に理解するための説明をしたうえでの同意）がないと治療を進めてはいけないのです。こういうことを聞かれて、機嫌が悪くなるような医者は自信がないか、傲慢なのかのどちらかでしょう。いずれにしても離れたほうがいいと思います。

つまり「質問攻め」は、自分の症状について学んでいる人だけが手にすることのできるリトマス試験紙といえるのです。

「いい医者」を見極めるためのチェックポイント

これまでのところをまとめておきましょう。「いい医者」を見極めるためのチェックポイントは以下のとおりです。

1　初診のときにはとくにじっくりと症状や経過を聞いてくれるか
2　その医者と相性が合うか
3　医者が病状についての自分の見解をきちんと話してくれるか

4　薬についての説明をきちんとしてくれるか
・どこをどう治療するための薬か（薬を飲むことでどんなことが想定できるか）
・いつまでを目途にするのか
・副作用について
・薬に対する不安をきちんと聞いてくれるか
・服用の仕方について
・調子が悪くなったときの対処法について
5　その医者に通って調子がよくなっているか。よくならなかった際の対応の手段をもっているか（薬の変更や他病院への紹介など）
6　家族から見た評価がいいか
7　検査データだけを見てむやみに多剤併用をしないか

「薬のやめどき」はこうして決める

わたしは時折、周囲の人から「薬を勝手に減らしてもいいものだろうか？」といった相談を受けます。どうも薬を飲み始めてから調子が悪いので自分で加減したいのだけど、勝手なことをすると角が立つのではないか？　と危惧しているのです。

はっきりいって、医者は自分の治療方針を否定されれば気分を害します。わたしだって自分の方針に賛同してもらえなければ、いい気持ちはしません。真剣に考えた方針であれば、勝手なことをしてもらっては困るという感情がわいてくるのが人情というものでしょう。

とはいえ患者さんが薬を減らして調子がよくなったというのであれば、それでいいわけです。わたしの知人に血圧の数値が引っかかり、病院で薬を処方されたものの塩を控えた食生活を試してみようと考え、薬を飲まなかったという人がいます。

次の検査で数値が標準値に近づいていたのを受けて、医者は「薬が効いたようですね」といったそうです。彼が「いや、じつは薬は飲まなかったんです。食生活を変えました」と伝えたところ、医者はびっくりしたような表情を浮かべながら、「そうでしたか。それはなにより。薬に頼らないのがいちばんです」といったそうです。

オイオイと突っこんでしまいたくなるようなエピソードですが、こうして開業医は高齢者の治療に関する引き出しを増やしていくのだという話でもあります。その知人は豪放磊落な性格なので、悪びれもせず「薬は飲んでいない」と伝えることができましたが、角が立つと思って真実を告げずにいたら、医者は「やっぱり高血圧の治療は降圧剤に限る」などと見当違いな自分の信念をかためることになったでしょう。

薬を勝手に減らしていいかをわたしはよく聞かれますが、経験上得た答えはYESです。日本の医者は患者より偉いと思っている人が多いので、薬を減らしたい、替えたいといってもすんなり受け入れてくれる人が少ないので、いちいち医者の許可を得ないで減らせば、あるいはやめたらいいのです。

やめたとしても、その薬を始める前に戻るだけですから、それで死んだりすることはありません。それで調子がよければ続けていたらいいし、悪ければまた飲めばいいのです。

次の診察のときに、検査結果が悪くなることが多いですが、その際には、調子が悪いのでやめましたと正直にいえばいいだけの話です。

それに対して、「死にたいなら勝手にどうぞ」などと突き放されて不愉快な思いをするのなら、病院を替えればいいだけのこと。患者さんには医者を選ぶ自由があるのです。

もちろん、その話を聞いて、次の薬を用意してくれるなら、その医者は、自分にとっていい医者と考えていいでしょう。もちろん、次の薬でも調子が悪いときは、検査データと自分の体調をはかりにかけて、どちらをとるかは自分で決めていいことだとわたしは考えています。

その悪い検査データを放っておくと何が起こるかは医者に聞かなくてもネットで調べればわかることなので、あとは自分で判断していいのです。

わたしは患者さんから「今回、薬はいいです。前回もらった薬がまだあるので」といわれることがあります。つまり飲んでいないわけです。

でも、たとえば精神安定剤であった場合、心のざわつきが続いていたら飲むのをやめることはないはず。

そもそも精神安定剤は心が不安定だから、それを抑えるために飲む薬なので、不安定でなくなれば、医者に相談するまでもなくスッキリしているのなら飲むのをやめるという自己判断で構わないのです。

わたしは、飲んでなくても調子がいいのなら、減らしましょうかとかやめましょうかと提案します。まだ調子がよくなっていないけど、この薬は飲んでも飲まなくても変わらないのでといわれたなら、「では、別の薬を試してみましょう」ということになります。

あくまで、医者は自分の調子をよくしてくれるためのもの。わたしが精神科だからそう思うのかもしれませんが、他の科でも原則は大きく違わないはずです。

たまに「薬を飲み忘れてしまいましたがどうしましょう！」と連絡をもらうことがありますが、飲み忘れて症状が悪化したというケースはほとんどありません。

逆に認知症の患者さんなどで飲んだのを忘れて、すぐにまた飲んでしまい具合が悪くなったということはよくあります。

ただし、薬によっては勝手にやめてはいけないケースもあります。たとえば一型糖尿病というのはインスリンがまったく出なくなる病気ですが、一型糖尿病の患者さんが勝手にインスリンをやめてしまうと、血糖値がすごい勢いであがり、最終的には目が見えなくなってしまうことも考えられるのです。

また、ステロイドなどは途中でやめるとリバウンドがきたりします。医者が治療計画を立てて薬のコントロールをしている場合などは、「どうして勝手にやめたんですか！」ととがめられることもあるでしょう。

ただ、勝手にやめて被害を受けるのは患者のほうなのですから、やはり叱るのは筋違いだとわたしは思います。

それとは別に、前に軽い心筋梗塞を起こしているから用心のために血をサラサラにする薬を出しておきましょうということなら、飲み忘れたり、飲むのをやめても、すぐにどうこうということはないのですが、やめたらたちまち具合が悪くなるなら、飲んでもいいのです。やめてから主治医に相談して、替えてくれるかどうかで、医者を替えるかどうかを決めればいいのです。

ですからケースバイケースではありますが、基本的にわたしは薬をやめるときにいちいち主治医に相談する必要はないと考えています。

これまでのところでお伝えしてきたように、多くの医者は数値を標準値に戻すということにこだわりまくっているので、「降圧剤を飲むと、どうも具合が悪くなるのでやめてもいいでしょうか？」などと聞いても、「飲んだほうがいいです」などと闇雲に押し切られてしまいかねません。

そのまま我慢して飲み続けるより、黙ってやめてしまったほうが角も立たず、自分の身体も楽だと思うのですが、いかがでしょうか。

もちろん検査数値が悪くなることはありえますが、それが本当に自分の寿命を縮めるかは、日本ではわかっていないことだけは知っておいていいと思います。

「セカンドオピニオン」「サードオピニオン」の受けかた

セカンドオピニオン問題というのもあります。たとえばかかりつけの病院で乳がんであることがわかり、主治医から「すぐに手術してさらに化学療法も受けたほうがいい」と告げられたとき、納得のいく治療を受けるために他の医師の意見を求めたいと考えるのは普通、というか患者さんにはその権利が与えられているのです。

他の医者も同じ意見であれば後悔する可能性は低くなるでしょうし、もしかしたら他の医者は「手術は最小限にして、化学療法は不要だ」という見解かもしれません。その場合にはサードオピニオンを求めるなど、自分が納得のいくまで検討するべきでしょう。

ところが「ずっとお世話になっている先生なのに悪い」とか「信用していないといっているようで申し訳ない」といったことから主治医に切り出しづらいという人がいます。

たしかに笑顔でいってらっしゃいと送り出してくれる医者ばかりではないかもしれませんが、患者さんの立場になれば「わかるわかる」と理解を示す医師も少なくないことでしょう。

ひと昔前ならともかく、セカンドオピニオンという概念が広がっている今では、医者が自信を喪失したり、憤りを覚えるといったことは、少なくなっているように思います。

大切なのは伝えかた。セカンドオピニオンを受ける場合には通常は主治医から紹介状を書いてもらう必要があります。

患者にはセカンドオピニオンを受ける権利があるとはいえ、医者にしてみれば紹介状を書くという作業が増えるわけですから、居丈高にいうのではなく、相談をもちかけるような感じで誘導していくのが望ましいのです。

間違っても「もっと大きな病院で診てもらいたい」とか「この道の名医の診断を仰ぎたい」などといってはいけません。

ここは嘘も方便で、「わたしは先生がいいのですが、家族の意向で」とか、「知り合いにセカンドオピニオンを受けずに後悔している人がいまして」などというようないいかたでいいでしょう。

誠意をもって伝えても「どこにいっても同じことだ」とか、「失礼極まりない」などと怒りをあらわにするようなら、そんな医者とは縁を切ったほうがいいのです。

セカンドオピニオンの医者のなかには、事情がわかって紹介状なしでも受けてくれる医者もいます。その場合でも画像データなどがないとやはりいい判断ができないので、紹介状でなく、データを病院からもらうようにしたほうがいいでしょう。

医者とは上手につきあって「病気の壁」を超える

よくしてもらいたいという気持ちから、手術前などに主治医や執刀医にお金を包む人がいますが、3万~5万円程度のお金をもらったからといって特別に気を引き締める医者はいないでしょう。

通常は、もとより全力を尽くそうと考えているものです。自分の手術成績は、少なくとも病院内では知られるものなので、自分のためにも成功させたいわけです。

ただ、この手のお金には危険性があります。

医者に、「チョロイな」と甘く見られてしまう危険性です。「ああ、この患者や家族は医者を崇めてるんだな」「あまり医学のことは知らなそうだ」と患者を見下す医者もいて、「だとしたら失敗しても訴えられることはないな」とか「失敗しても、どこでやっても同じ結果だったはずだと伝えれば納得するな」といった思惑へとつながってしまうこともないとはいえません。

もちろん、自分が手術をして手を抜くことは自分の損になるのでしないでしょうが、大学病院や大病院の場合は、研修医や手術の下手な医者の練習台に回されることはあるでしょう。

群馬大学では、下手な医者が30人も死にいたらせましたが、29人目までは訴えませんでした。みんなその医者の説明に納得したのです。

つまり医者に舐められてはいけないということです。むしろ「うるさ型」だと

思われたほうがいいといえるでしょう。「ちょっとでも落ち度があったらネチネチいわれるな」「下手すると訴えられてしまいそうだな」と思わせるのが得策なのです。**たとえば手術の説明を受けるときに資料をドンと机の上において、いろいろ調べてるよとアピールするとか、「これは確認なんですけどね」と伝えて手術法や手術後の経過、副作用などに関する質問を矢継ぎ早に投げかけるとか。この面談を録音させてもらいますというのも効果的だと思います。**

こんなことをしたら医者に嫌われるなんてことを考えてはダメです。嫌われたからといって手を抜かれることはありません。

だって医者というのはヘマをして訴えられることを誰より恐れる種族の人間です。比較的富裕な家に生まれ、中学校から私立に通っている人が大半ですから、刑務所など想像するだけでビビる人たちなのですから。

でも治療がうまくいったときにお礼をするというのはいいと思います。勤務医の給料はけっしていいとはいえませんから、優秀な医師が病院をやめずに働き続けるためのインセンティブ（報酬）と考えれば、意味があるといえるでしょう。

もちろん相性のいい医者とあえて喧嘩をする必要はありませんが、舐められ患者にならず、ときには医者をビビらせるくらいの強い気持ちで上手に医者とつきあい、病気の壁を巧みに乗りこえていただきたいと思います。

第四章

健康診断の壁

「健康診断」が病気をつくる

健康診断は受けるな

ここまでのところで、健康診断によって「あなたはメタボです」といわれたからといって、そもそも日本では大規模比較調査をしていませんよ、標準値は体型も食生活も違うアメリカのデータを使っているんですよ、だから日本の数値にはエビデンスがありませんよ、つまり、医者の指示にしたがっても長生きできる科学的根拠はありませんよ、個人差があるのだから仮に高血圧だと診断されても治療が必要であるとは限りませんよ、薬が必要であったとしても副作用もあるし、高齢になるほどそのリスクは増えますよ、といったわたしの率直な考えを展開してきました。

かつて人間ドック学会が、むしろ血圧は収縮期（最大）血圧を147㎜Hg、拡張期（最小）血圧を94㎜Hgを高血圧の基準にするという基準案を出したことがあります。これは彼らの150万人にもおよぶ調査データに基づくものですから、エビデンスに近いものです。

ところが途端に循環器内科や高血圧学会の偉い医者たちが「それでは、将来の心血管疾患や脳卒中、腎臓病の発症予防にならない」と激しく、その基準案を叩きました。結局のところ、人間ドック学会は、収縮期血圧を130㎜Hg以上で軽度以上というように逆に基準を厳しくしてしまいました。

これまでも論じてきたように、高血圧学会も循環器の学会も大規模比較調査をしていないのです。日本はエビデンスより偉い医者たちの意見のほうが勝ってしまうという、わたしにいわせれば恐ろしい国なのです。

では健康診断は必要ないというのか？　と思う人もいることでしょう。はい、そのとおり。健康診断には意味がないというのがわたしの持論です。健康数値にエビデンスがない以上、「この数値では病気になりやすい」ということすらわからないわけで、個人差はまったく考慮されていません。

健康診断の場合、「そういえば頭痛がする」といった自覚症状はほとんどありません。多くの人が健康診断の数値を見て「異常値なんだ」と知るわけです。身体に不具合がなく、快適に暮らしているのに、この数値だと将来病気になると脅されて、薬を飲まされ、食事や酒を我慢させられる。

しかし、病気が増えるかどうかの調査は海外でなされたもので、日本人の体質は無視されています。

現代の日本以外の国での考えかたでは、人間は心と身体が相互連関している生き物で、両者が健康であってこそ健康といえるのですから、健康数値に一喜一憂することがストレスになるなら健康とはいえないのです。

よけいな心配事を増やすことがストレスになりえるという視点が現状の健康診

断から抜け落ちていることにわたしは納得がいきません。**健康診断は「このままではマズイかもしれない」という仮説を振りかざして、標準値からちょっと外れている人までも薬漬けにして生活の質を下げてしまう装置のようなものです。そもそも人が健康に生きるための方法に正解はないのです。**たとえば子どもには、ほめるとのびるタイプと叱ることでのびるタイプがいます。仮にほめるほうがのびた子が7割いたとすると、ほめたほうがいいというのがエビデンスがある言説ということになります。

しかし、それは統計学的な話。自分の子どもは少数派の叱られてのびるタイプかもしれません。エビデンスというのはその程度のものなのです。

仮にエビデンスがあっても、自分の子どもは叱ったほうがのびる子かもしれない。それなのにほめ続けて成績が下がり続けても、やはり叱らないのでしょうか？

医者のいうことを聞いて調子が悪いなら、自分は少数派のほうの人間かもしれないという個人差を考える姿勢が身を守ります。医者は通常は個人差を考えてくれないのですから。

欧米では健康診断は強制されていない

いずれにしても標準値がアメリカ（イギリスのこともありますが）の、しかも統計学的なものでしかない以上、そのうえ、日本では統計学的にどちらが身体にいいかもわからない以上、数値が悪いといって治療したほうがいいかどうかはわからない。しかも今のままで不具合はない。ならば健康診断を受けない＝知らぬが仏の幸せを選ぶという選択があっていいはずです。

数値が悪いと知らされれば気になる、気になるから医師の指導に耳を傾ける、その結果としてすすめられるままに薬を飲み始めてしまうのですが、何も知らなければ薬を飲み始めることもなく、薬によって不具合が生じることもなかったということも十分にありえるのですから。少なくとも闇雲に薬を飲み始めるのはやめたほうがいいとわたしなら考えます。

日本には労働安全衛生法があって、企業が従業員に健康診断を受けさせなければならないという決まりになっていますが、欧米にはありません。

日本では定年退職後も役所から「健康診断のお知らせ」が届きますが、公費を使って同じ項目の検査をする習慣があるのは韓国と日本だけ。

なぜ他の国では健康診断に重きをおいていないのかといえば、早期発見早期治療が確実に死亡率を減少させるというエビデンスがないと考えられているからです。

諸外国では、自分の健康が心配だという人は100パーセント自費でやってくださいという方針で、つまり実際に役立っているかどうかわからない健康診断に国のお金は使わないとしているのです。

フィンランドで会社員を対象に15年にわたっておこなわれた追跡調査では、毎年きちんと健康診断をして、異常値に関しては食生活を改善する、薬で治療をするとしたA群と、調査票の記入だけさせてまったく医学的介入をおこなわなかったB群を比較しています。

その結果、B群のほうが心臓血管系の病気、高血圧、がん、各種の死亡、自殺、いずれについても健康を管理されていたグループより数が少なかったという結果が出ています。

ストレスがないことのほうが身体にいいということでしょう。A群のほうが少ないだろうと考えられていた心臓血管系の病気に関してもA群のほうが多かったという皮肉なデータが残っています。

30年以上、高齢者を専門に患者さんを見てきたわたし自身の経験を踏まえてみても、健康診断を受けたからといって寿命がのびることにつながるとは思えないのです。前にも述べたように健康診断を受けている割合が多い男性のほうが、受ける人が少なかった時代に中高年時代をすごした女性より寿命がのびていないのです。

わたしの見るところ、好きなものを食べて暮らしている人は長生きの傾向があります。

食べたいものを我慢して血圧や血糖値は標準値に戻すことができても、免疫が低下してがんになるリスクが高まってしまうということも大いにありえるのです。

厳しすぎる標準値の犠牲になっている！

また、何が身体にいいかという知識も時代とともに、変容しています。

マーガリンが身体にいいと真剣に推奨されていた時代もあり、学校給食でも毎食マーガリンが出てきていました。でも今ではマーガリンにはトランス脂肪酸という不飽和脂肪酸が含まれ、それをとりすぎると心血管系の疾患のリスクを増すことがわかり、マーガリンは忌避されるようになりました。

治療法にしても、たとえば乳がんになったらハルステッド法といって乳房を全摘し、大胸筋までとり去るという手術一辺倒でした。このことに対して、医師の近藤誠さんが、「がんだけとり除いて放射線を当てる乳房温存療法でも、全摘した人との生存率は変わらない」という海外の有名な論文を日本の雑誌に発表したところ、外科の教授たちによる激しいバッシングを受けました。

しかし、それから15年ほどたってから、乳房温存療法はあるステージまでの乳がんの標準治療となりました。

エビデンスがあるのにもかかわらず、なぜ15年もかかってしまったのかという理由がこれまた恐ろしい。外科医の多くが乳房温存療法に内心では賛同しつつも、偉い先生たちが引退するまで本音をいえずにいたからだとされています。少なくとも公然と乳房温存療法をおこなうと、大学内では出世できなかったのです。

糖尿病の治療法は、現在、過去1〜2カ月程度の血糖値を反映するとされる指標であるHbA1c（ヘモグロビンエーワンシー）の基準値は長年6パーセントとされてきましたが、7〜7・9パーセントくらいに保つ緩い管理をした群のほうがはるかに死亡率が低いという大規模調査の報告が2008年になされました。

ところが世界でいちばん権威のある臨床医学の雑誌にこの論文が掲載されたの

に、日本の糖尿病学会はいちゃもんをつけ続け、5年後の2013年になって初めて、低血糖などの副作用、その他の理由で治療の強化が難しい場合に限り8パーセントでのコントロールを許すという新基準を採用しました。

今でも、日本では6パーセントにこだわる医者がたくさんいます。アメリカの内科学会では2018年に具体的な目標値としてほとんどの患者でHbA1c7パーセントを下限とする7〜8パーセントとしたほか、余命が10年以内と推定される患者に対しては、HbA1cの目標値も不要とするガイドラインが出されています。

いずれにせよ、諸外国で大規模調査が出されても、偉い先生がたが標準値を変えようとしないために、より患者の死亡率が低い治療が導入されるのに、こんなに時間がかかるのです。そして厳しすぎる数値の犠牲になって死亡率が高いままだったり、医療費を払わされ続けているのは国民なのです。

ストレスががん化する

１９８０年まで日本人が死亡にいたる病気の１位は脳卒中でした。昭和30年代や40年代には栄養状態が悪いために血管が破れやすく血圧が１５０程度で脳の血管が破れていたのです。

そのため血圧を下げる生活指導が盛んになり、たんぱく質を多く摂取するようになった日本人の脳の血管は丈夫になり、現代では血圧が２００あっても破れることは、まずありません。

もちろん脳に動脈瘤がある人にとっては、血圧を下げる治療はくも膜下出血のリスクを下げる効果を期待できますが、血圧が標準値を超えているからといって、誰もが血圧を下げなくてはいけないというわけではありません。

脳内出血が少なくなってきたことを受けて、健康診断の目的は動脈硬化予防へとシフトされましたが、血管の壁が厚くなる動脈硬化は生活習慣によって進行すると考えられ、有名な日野原重明先生が、成人病を生活習慣病と呼び変えて以来、血圧や血糖値、コレステロール値をコントロールする生活が推奨されるようになりました。

そのため、減塩しましょう、甘いものは控えましょう、お酒は控えましょう、肉や脂っこいものを控えましょうといわれるわけです。

しかし、わたしが浴風会病院で年間１００例の解剖結果を見る限り、**75歳をすぎて動脈硬化のない人はいませんでした。生活習慣を改めても、加齢には勝てないのです。**

実践する人のことをとやかくいうつもりはありません。自分が納得のいくようにするのがいちばんだと思います。ただし、コレステロール値が低いとがんになりやすいという疫学データもありますし、血圧や血糖値、コレステロール値を薬で下げると往々にしてＱＯＬが下がります。

また薬や我慢の生活がストレスになる場合は、免疫機能を落とし、がんのリスクを高める可能性があることは知っておいていいでしょう。

高齢者に求められるのは「足し算医療」

また、動脈硬化の最大の要因は加齢だということを心に刻んでおくことも大切だと思います。とくに70歳を超えたら、食事制限で数値を下げるより、好きなものを食べて、脳の血流をよくしたほうが得策だと思います。

わたしはたくさんの高齢者と向き合ってきた経験から、ある程度の年齢になったら「引く」ことが害になると確信しています。なかでももっとも深刻なのは引き算をすることで痩せてしまうことです。

本来はいちばん長生きする、やや肥満という人が食事の量を減らしていくと、ビタミンやたんぱく質、コレステロールなどの栄養が足りなくなってしまいます。すると代謝が悪くなり、老化を進めてしまうのです。

ブドウ糖をエネルギーに変えていく過程にはビタミンなどの物質が欠かせないため、不足すると摂取したカロリーをエネルギーとして有効活用できません。すると消費できないカロリーが脂肪となって体内に溜まっていく。この基礎代謝の悪い状態が老いた身体をつくるわけです。

中高年世代には「若いころより食が細っているのに太る」という人がいます。またつらいダイエットに励んでいるのに一向に痩せないという人もいることでしょう。そうした人は代謝が悪く、悪循環に陥っている可能性が高いはずです。

とりわけ高齢者は注意が必要。老化とは若いころにあった活力を失っていくこ

となのに、さらに引き算をしてしまえばより活力を失い悲惨な結果を招くのは目に見えています。身体だけでなく脳にも悪影響をおよぼしてしまうということも忘れてはいけません。

身体の恒常性がみだれると脳の適応の幅が狭くなり、判断力が鈍ったり、もの忘れが激しくなるといった症状をうながしてしまうのです。

薬で活力のもとである血圧や血糖値やコレステロール値を下げ、食べるものを我慢する引き算をするより、十分な栄養をとるだけでなく、ビタミンなどを積極的に「足し算」するほうが高齢者はよほど健康になれると思います。

健康診断に端を発して間違った身体との向き合いかたをした挙句、不本意な末路を迎えた人の数は計り知れないと思います。

健康診断に国費を使うより高齢者の介護に回したほうがいい

健康とされる基準値は統計学的にはじき出した数字ですが、年をとればとるほど個人差が大きくなっていくという問題もあります。

高齢になっても現役時代と変わらずバリバリ働いている人がいる一方で、認知症になって子どものことさえわからなくなる人もいる。歩けなくなって寝たきりになる人もいれば市民マラソンに出られるくらい健脚な人もいるといった具合に、衰えかたは千差万別なのです。

人生100年時代を迎えた日本では、高齢者は個人差が激しいということを踏まえて意識改革する必要があるでしょう。２０６０年には、日本国民の2・5人にひとりが65歳以上の高齢者になるといわれています。

高齢者がマジョリティになりつつある今、真に成熟した社会とは？　と真面目に考えなければいけないのに、「住みよい超高齢社会を目指しましょう」というスローガンは掲げても、現実的には細かな配慮がなされていないというのが今の日本の実態なのです。

日本でも費用対効果のない健康診断に国費は使わないという欧米の考えかたをとり入れるべきだとわたしは思います。そして、そんなお金があるなら高齢者の介護費用に回して欲しいものです。

今後、特別介護老人ホームの制度が、これまで介護労働者ひとりが老人3人の世話をするという決まりから、老人4人まではよしとするというものに変わるという案も検討されています。

ひとりの介護労働者が3人にご飯を食べさせていたところ、4人に増えたら、最後の人はおなかを空かせたまま長い時間待たされることになります。オムツだってなかなか替えてもらえなくなってしまうのです。

こんなふうに介護の質を落としてまで費用対効果のない健康診断にお金を使っていいのかとわたしは素朴に思います。健康診断にお金がかかるだけでなく、異常値が出ると薬を使うということで兆単位のお金がかかっているのですから。

介護労働者が足りていないのは、なり手がいないからです。大変な仕事だということもあるでしょうが、それを覚悟で働き始めた志の高い人でさえ続かないのが実情。賃金が安すぎるのです。

介護労働をしてくれる人がいるおかげで、どれほど介護される人やその家族が救われるか。介護労働者がいなければ家族は在宅介護を強いられて、働くこともままならず、ストレスも相まって共倒れになってしまうでしょう。にもかかわらず介護労働者の賃金をあげ、介護労働のプロフェッショナルを増やすための動きはほとんどありません。

現在、介護職員の平均給与は非常勤扱いの場合、月20万円に満たない額です。これを年間100万円増やせば、おそらく介護職の不足はなくなるはずです。現在の介護労働者は約220万人ですから、2兆円ちょっとでそれが可能です。

現在、日本の薬剤費は約10兆円です。これまで書いてきたように2割減らすことはむしろ健康にいいくらいです。それを介護費用に充てるべきだとわたしは考えます。

一つ考えて欲しいのは、親の介護と無縁に生きている人だって、今は元気でいる人だって、いつかはかならず要介護者になるときが来るのです。介護労働者の働く環境を改善し、「ぜひ、介護労働の職につきたい！」「できる限り長く介護労働の仕事を続けていきたい！」と考える人を増やすことが成熟した社会の絶対条件だといっても過言ではありません。

少なくとも、年をとって要介護状態になった際に、健康診断を受けて、検査データを正常に戻すべく薬を飲み続けるのと、よりよい介護を受けるのとどちらが望ましいかは考える価値があるでしょう。

「心臓ドック」「脳ドック」は転ばぬ先の杖

健康診断はいらないというわたしの考えを述べてきましたが、例外もあるととらえていることをお伝えしておきたいと思います。ピンピンコロリは理想的とされていますが、突然死は準備のできない死です。

それは避けたいという人にとって「心臓ドック」と「脳ドック」は価値あるものだといえるでしょう。健康診断では個人差を無視して、標準値から逸脱していたら「異常」と判断しますが、心臓ドックと脳ドックは個人差も考慮したうえで判断がなされるというメリットもあります。

たとえば心臓ドックで心臓をとりまく冠動脈に血管が狭くなる狭窄が見つかれば、その部分の血管を広げるステント治療や風船でその部分を広げるバルーン治療などの処置をすることができます。

コレステロール値や血圧が高いと動脈硬化を進める可能性がありますが、コレステロール値や血圧が標準値だからといって油断はできません。すべてのデータが正常でも心筋梗塞は起こっているのです。心臓ドックで狭窄を見つけたほうがより妥当な対応ができるはずです。

脳ドックもＭＲＩによって脳の血管に動脈瘤があることを早めに発見することができれば、大事にいたる前に手を打つことができます。これに関しては、冠動脈を広げるほど手技が確立しておらず、うまい下手があるので情報が大切になりますが。いずれにせよ、心臓ドックと脳ドックは転ばぬ先の杖になりえる検査だと思います。

満足な医療を受けるための必要条件

せっかく医療の発達した時代に生きているのですから、何が必要で何がいらないものなのかを選別しながら、使えるものは使って、自分の人生を自分で設計していくことが望ましいというのがわたしの考えです。

薬にしても「薬は飲むべきではない」なんてことは思っていません。現にわたしも薬の力を借りて生きています。ただ医者のいう正常値にしたがわず、自分の体調もよく、今後の害にならないようにと考えて、自分で治療を考えているだけです。

医者のいいなりになって満足のいく結果を得ることができなかったとしても、

現在のような情報がいろいろ入る時代では、それは自業自得だと思うのです。厳しいいいかたをしましたが、インターネットのある時代です。ちょっと検索すれば、さまざまな情報を得ることができます。あらゆる病気について医者や経験者が事細かに解説していますし、薬や検査などのメリットと害も調べられます。

大学病院などの大病院の評判もネットリサーチできることでしょう。評判を鵜呑みにするのは危険ですが、いろいろな情報をもっているほど、判断の質は高まるはずです。本書も情報を増やすためと考えて読んでいただきたいと思っています。

病気を治すためには治療費がかかりますが、日本には国民皆保険制度があるので、富裕層もそうでない人も平等に医療を受けることができます。ただし情報弱者だと満足な医療を受けることができづらいこともたしかです。

たとえば、その分野におけるゴッドハンドとか呼ばれる医者がいたとして、その医者に診てもらえるのはお金持ちの特権などではなく、そういう医者がいるということを知っている人だけ。生活保護の人も断ってはいけないことになっています。

豪華な個室というわけにはいかないでしょうが、どうせ寝ているだけなのですから部屋はどうでもいいと開き直ればいいのです。**格差があっても情報で補えるのが、この国のもっともいいところだといえるかもしれません。**

第五章

健康寿命の壁

「健康寿命」をのばす効果的な方法

「健康寿命は70代」を信じてはいけない

寿命より健康寿命が気になるという人が多いようです。わたしもそのひとりですが、厚生労働省が2022年に発表した男性の平均寿命は81・47歳、女性の平均寿命は87・57歳。では健康寿命はというと男性は72・68歳、女性は75・38歳（2019年調べ。最新）でした。

健康寿命の定義は「健康環境上の問題で、日常生活が制限されることなく生活できる期間」とされていますが、わたしの周囲を見わたすと70代はまだまだ元気で、バリバリ仕事をしている人も大勢います。

女性にしても、浮世の義理から卒業し、子育ても親の介護も終え、これからは自分のご褒美タイムだと生き生きとしている。人生100年時代の70代は第二の青春時代という感さえあります。

ニューセブンティ（新しい70代）というスローガンを掲げて新しい超高齢社会づくりを目指す「未来ビジョン研究所」の調査では、70代の約7割の人が「自分は健康だ」と思っていることが浮き彫りになりました。

それから厚生労働省の調査でも、介護サービスを1年間連続で利用した人は、70代の男女ともに4パーセントしかいません。国が発表した健康寿命の平均年齢にはちょっと納得がいかないというかたもいることでしょう。

じつはこの不可解な乖離の謎を解く鍵は、健康寿命の算出方法にあります。平均寿命が現実的に亡くなったかたたちの年齢から客観的に決められているのに比べ、健康寿命はアトランダムに抽出された男女を対象にしたアンケートで、「あなたは今、健康上の問題で日常生活に何か影響がありますか？」と尋ねて、「ある」と答えた人は不健康、「ない」と答えた人は健康として算出しているのです。

「今」と尋ねられたら、日常的に問題があるというほどではないけれど疲れやすいとか、たまたま花粉症で目がかゆいといった人も「ある」と回答してしまう可能性もありますし、けがをしている人や虫歯の治療中だという人も「ある」と答えてしまうかもしれません。

自然に若いころとの比較をしてしまいがちだということもあって、そうなると「疲れやすい」と感じていない70代は多くないのではないかと思います。じつに大雑把であやふやな調査から算出しているわけで、よくこんな数字を堂々と発表するなと感じるほどです。

こんなふうに主観的に決められた数字を真に受けて、70歳になったら老い支度をしなくちゃいけないってことか、いよいよ先が見えてきたってことか、などと悲観的になったりすることはありません。逆に健康寿命をのばしたいと躍起になる必要もありません。自分は自分と割り切って淡々と暮らせばいいのです。

もちろん、歩き続けたほうが脚力は衰えませんし、頭を使い続けたほうが知的機能は維持されますが、そうするかどうかは自己決定でいいとわたしは考えています。

現代人が健康寿命を迎えるのは80代

その一方で、こちらは信憑性があると思われる厚生労働省の調査結果もあります。2012年に発表された「健康寿命の算定方法の指針」という説明書には、65歳だった人が死亡するまでの追跡調査で、要介護認定を受けずに自立して暮らしていた期間、要介護を受けて自立できなくなった期間のそれぞれについて記されています。

それによれば、男性は65歳から自立していた期間が平均17・2年、自立できなくなった平均期間が1・6年。女性は自立している平均期間が20・5年で、自立できなくなった平均期間に関しては3・4年でした。**つまり男性は82・2歳、女性は85・5歳までは、介護を必要としない。真の健康寿命は男女ともに80代であるととらえることができるのです。**

健康寿命を迎えたあとは死ぬまで寝たきり老人かと考えてしまいがちですが、寝たきりになるのは男性で1・6年、女性は3・4年。あくまでも平均値ですので、もっと短い人もいれば、もっと長い人もいるわけですが、健康寿命を終えたあとも人はそんなに簡単に寝たきり老人にはならないということがわかります。

もちろん健康であるとはいえ、若いころと同じように動くことはできません。筋肉に着目してみても、30代のころと比べて70代は30パーセントほど減ってしまいますが、若いころとは暮らしぶりそのものが違います。

山頂を見上げて、野心や家族への責任感の詰まった重い荷物を背負いながら頑張って上り坂を登っていた時期は終わりました。

定年を迎える60歳を機に重い荷物は少しずつ下ろしていき、70代は足元を見ながら慎重に山を下る時期。やがて平地にたどり着き、あとは淡々と歩いていく。先を急いで失速することはなく、ゆっくりと息を整えながら、自分のペースで暮らせばいいのです。

そうした環境の変化に対応する心の筋肉、そして、その時々の暮らしを送ることのできる肉体をたいていの人は維持することができます。

「75歳から後期高齢者」は時代錯誤

1980年に東京都がおこなった「高齢者の生活実態調査」では、杖などを使わずに歩ける65歳〜69歳の割合は90パーセント以下でしたが、2000年には95

パーセントを超えました。また、75歳〜79歳も80パーセントを切っていたのが、2000年の調査では90パーセントの人が自力で歩行できることがわかりました。この調査から20年を経た現在は、もっと自力で歩くことのできる人の割合は高くなっていることでしょう。

わたしは65歳で「高齢者」というのは、どうもピンときません。人生50年といわれていた時代は65歳は余生だったかもしれませんが、人生100年時代に突入した現代においては壮年期とはいえないまでも、まだまだ熟年期。第二の人生へとシフトチェンジし、意気揚々としている人が目立ちます。

75歳から「後期高齢者」というのも時代錯誤だという気がするのです。たしかにひと昔前、75歳といえば隠居の身というイメージでしたが、100年生きるとしたら、まだ余生が25年もあります。

最近になって俳優の前田吟さんが78歳で70代の女性と再婚して話題になってい

ました。「最後の恋にすべてをかけました」という言葉が印象的です。

限られた余生のなかで今を大切にしたいという気持ちから、互いに配偶者を見送ったあとに、あるいは離婚後に再婚を考える70代の人は今後も増えていくのではないでしょうか。

70代は「意欲の低下」にご用心

恋愛に限らず、「意欲」を維持し続けていくことが大切です。脳機能にしても運動機能にしても、使い続けることでかなりの程度維持できます。

若いころは家でゴロゴロしていても、脳の機能や足腰の機能が簡単に衰えることはありませんが、70代の人がゴロゴロしていたら、たちまち身体の機能が衰え、しかも回復しなければと気づいても、たて直すまでに時間がかかってしまいます。

下手すると、そこから要介護生活に突入ということにもなりかねません。
頭ではわかっていても、意欲的に生きることはなかなかに難しいと思う人もいるはずです。とはいえ意欲の低下ほど恐ろしいものはありません。運動や食事、人づきあいの大切さを理解していても、意欲がなければ行動につながらないのですから。

何に対しても興味がわかない、どこへもいきたくないし、誰とも会いたくないと何もかもがおっくうに感じられるようなら、脳の前頭葉の老化とホルモンの減少が原因かもしれません。

脳の前頭葉の萎縮は40代くらいから画像では目に見えるようになりますが、本格化するのが70代なのです。男性の場合には、アグレッシブな行動と密接な関係にあるテストステロン（男性ホルモン）の分泌も低下し、「何もかもおっくうだ」という気持ちに拍車がかかります。

でも足りなくなったものは補えばいいわけです。これまでの章でお伝えしたように、わたしは「脂っこいものは控える」などといった「引く」健康法には懐疑的ですが、「足す」ことに対しては肯定的にとらえています。栄養素が足りないなら食事の種類を増やす、サプリで摂取することをおすすめします。

わたしも抗加齢医学の第一人者として知られるクロード・ショーシャ先生のおこなう検査の結果から、免疫機能を高め、皮膚の抵抗力も増してくれるビタミンB_6や脳の神経細胞の情報伝達を促すＤＨＡなど10種類ほどのサプリメントをとり入れています。

男性ホルモンが減少してきたら、男性ホルモンの補充療法をするといいでしょう。70代で意欲を保つことができるかどうかが、その先の人生をどう生きるかに直結しています。

男性ホルモンを補充すると意欲が高まるほか、人間への関心も高まります。

これによって、新しい趣味を見つける、新しい人間関係を構築するといったワクワクすることが可能になり、老化を大幅に遅らせることができるはずです。ついでにいうと、記憶力をあげ、筋肉量も増やしてくれます。

年をとるほど人はどんどん幸せになる

まずは「高齢者」「後期高齢者」などという概念は捨ててしまいましょう。

だからなんだというのだ、自分は自分なのだといった人で溢れているのがスポーツクラブ。スポーツクラブの利用者のなかでいちばん多いのが70代というデータもあります。

同じように定年を迎えた人であっても、スポーツクラブなどに通い始める人と、家でゴロゴロしてしまう人の80代は雲泥の差。いずれにしても自ら杖や車いすの生活へと近づいていくことはありません。

ゴロゴロする前に、エアロビクスは無理だけどラジオ体操ならまだまだ余裕だとか、マラソンは断念してしまいそうだけどウォーキングなら続けられそうだとか、新規のスポーツにトライするのはハードルが高いけど長く続けてきたゴルフなら楽しめそうだとか、柔軟性のある発想ができるかどうかが意欲を保つためのコツなのです。

あれもできなくなった、これもできなくなったと嘆くのではなく、あれもできる、これもできると、まだできることを数えて暮らしたほうが楽しいし、実際、たいていのことはできてしまうのが現代の70代だと思います。

だから、高齢になってからは、今日できることは明日もできるように続けることが大切です。

人は人生の後半に向けてどんどん幸せになっていくという研究データもありま

す。米ダートマス大学の経済学者、デービッド・ブランチフラワー教授は、世界132カ国を対象に「人生の幸福度と年齢」という調査をおこなった結果、人生の幸福度が最高潮に達するのは82歳以上であると報告しているのです。

人生の幸福度は18歳から下がり始めて40代後半で不幸のどん底を迎え、再び上がり始めることが判明したことから「幸福のU字カーブ」と呼ばれている現象です。

幸福のU字カーブを意味する『ハピネス・カーブ』（CCCメディアハウス）という本を書いたジョナサン・ラウシュという研究者は、年をとるとさまざまなことに対する執着が消えて価値観が変わり、思いがけない充足感を得ることができるばかりか、自分の短所や病気という試練まで受け入れることができるようになるといったことを述べています。

心理学の世界では、年をとればとるほど幸福感が高まることを「エイジングパラドックス」（加齢の逆説）と呼び、世界中で研究が進められているのですが、なかでも広く受け入れられているのが、米スタンフォード大学の心理学者、ローラ・カーステンセン氏の唱える「社会情動的選択性理論」です。

呼び名はかたいのですが、**要は人は人生の残り時間に限りがあると実感すると、満足できるようよりよく生きたいと思うようになる。喜びや安心感につながる考えかたや、ポジティブな気持ちにつながる行動を自然に選択するのだというもの。**

わたしも医療の現場で、たとえばがんであることを告げられても、「そもそもこんなに長生きできるとは思ってなかったからねぇ」などとおだやかに受け止めるお年寄りを数多く見てきました。「ここまで生きてきたことに感謝する」「あとはもう、なるようにしかならない」と達観している様子はじつに清々しく、自分もそうなりたいと思いますし、きっとその域に達するのだろうと思えば、老いることはこわいことではないという気になってくるのです。

食事は食べる順番が大事

健康で長生きするためには食事について考えることが重要だと誰もが思うところですが、食べる順番については無頓着だという人が多いのではないでしょうか。

年を重ねると血糖値が乱高下しやすくなります。たとえばご飯やパンなどの炭水化物から食べ始めると、血糖値が急上昇してしまうのです。血糖値を下げようと膵臓があわててインスリンを分泌することによって血糖値は下がりますが、血糖値の急激なアップダウンは身体の負担となり、細胞の炎症を引き起こすことになりかねません。

これを防ぐためには、まず野菜を胃に入れてから、炭水化物を食べることが効果的です。お刺身や焼き物、煮物のあとにご飯が出てくる和食の懐石料理は食べる順番として理にかなっているといえるのですが、欲をいえばたんぱく質を摂取することから始めたいところ。**豆腐や卵料理を食べてから、ご飯という順番が理想的です。**

和食の朝食では納豆を先に食べることを強くおすすめします。優先順位もさることながら、ワンパックで約5グラムのたんぱく質をとることができるという点においても優れているのです。納豆に含まれたビタミン群は疲労回復に効果的。その他にもオレイン酸など健康に必要な栄養素を含んでいます。心筋梗塞、脳梗塞を防ぐためにも、ぜひ、納豆を食べましょう！

食欲が落ちたときの対処法

昔はあんなに食べていたのに、すっかり食が細くなってしまったという人も少なくありません。

そもそも若いころより動いていないということがありますが、いつのまにか胃腸の消化力が低下していて食べたものの消化に時間がかかるために食欲が出ないという人もいます。

歯の噛み合わせが悪くなった、入れ歯がしっくりこないといったことから食べるのがおっくうになるケースも。**おっくうだといって食べずにいると咀嚼する力が衰えてしまい、咀嚼する力が落ちると脳の食欲をつかさどる中枢神経への伝達が伝わりづらくなり、食欲そのものがわかなくなるという現象が起こります。**

歯はなおざりにしてはいけません。日本でもずいぶんとデンタルケアに対する認識が進んできましたが、積極的なメンテナンスや治療が求められるところです。

ネガティブな感情から食欲がうせることもあります。仕事がうまくいかないとき、失恋をしたときなどに食べる気がしないといったことは誰でも経験したことがあるのではないでしょうか。

なかでも大切な人を亡くした人の悲しみや喪失感は大きく、そのあとの孤独感などから食欲のない状態が続いてしまいがちです。妻を亡くした人のなかには食事をつくる術がなく、夫を亡くした人は食べてくれる人もいないのにと料理をつくる意欲をうばわれ、結果として食べなくなるということもあります。

わたしはそうした人の心の治療をしてきましたが、食べないと体力が衰えていく一方で、病気になったり、最悪の場合は死にいたることも考えられるため、放っておくわけにはいきません。

そこで、ちょっとでもいいから、おかずだけでいいから、口に入れましょうと提案しています。出されたものを完食しなければいけないと思うと無理だということになってしまいますが、たとえば大好物のうなぎが一口分だけお皿にのっていたら、これはおいしいのだと脳が記憶していることもあって食指が動くことは往々にしてあります。あるいは、アイスクリームのように栄養価が高いのに、口当たりがいいものもおすすめすることが多い食べものです。

ちなみにわたしの食事健康法は、スパイスを入れたヨーグルトを食べて、血管を若返らせようとするものです。今の薬で血管を若返らせるものはないため、血管年齢が90歳のわたしが最後にトライしたのがスパイスですが、血管年齢は若干若返りました。

朝は卵を食べてたんぱく質をとること。昼は肉を食べて免疫機能を高めること。ワインを飲んでリラックスすること。食べたい気持ちを我慢してストレスを溜めないこと。

「ぜひ、参考にしてください！」なんていう気はありません。大切なのは自分に合ったオリジナルな健康法を構築することです。そのうえでフレキシブルであること。

わたしにしても、今の健康法を一生続けると決めているわけではありません。これがいいと思えば試してみて、しっくりきたらとりいれるかもしれませんし、これはしっくりこなくなってきたと思えばやめてしまうこともあるでしょう。

その意味でいえば固定概念にとらわれないことが最大の健康法だといえるかもしれません。

認知症になっても大丈夫

わたしは認知症は病気ではなく、老化現象だととらえています。なので本書ではとりあげませんでした。認知症についてのわたしの考えは『80代から認知症はフツー』（興陽館）にくわしく記していますので、よろしければそちらをご一読ください。

ここでは「認知症になったらどうしよう」という不安を抱くのは身体に悪いからやめたほうがいいという話をしたいと思います。

多くの人が認知症になったら何もできなくなると考えているようですが、認知症になっても突如として、自分が自分でなくなるわけではありません。たしかに最終的には家族のことも認識できなくなってしまいますが、検査で「初期の認知症です」と診断されても、そこから5年くらいは、記憶障害は進むものの普通の会話はできます。**個人差はありますが、わたしの知る限り、突如として人格が変わるとか、急激に脳機能が衰えるということは高齢者の認知症ではまずありません。**

たとえば、アメリカのロナルド・レーガン元大統領は、退任した5年後に、ナンシー夫人と連名で、国民に向けた手書きの書簡を公表し、アルツハイマー型認知症であることを公表しました。

公表した時点で会話にも支障が出ていたことから、少なくとも発症から5年以上経過していると推察されていますが、そうであるなら在任中から記憶障害などがある認知症の初期段階だったと考えられます。

いいかたを換えれば、認知症初期段階であっても、大統領として采配を振るい、さまざまな任務をこなせるだけの知力が残ることを実証したといえるでしょう。

いずれにしても「認知症になったら終わりだ」と決めつけるのは間違っています。そんなことを考えている暇があるのなら、今をどう充実させて生きるかについて考える時間にあてたほうがいい。認知症になろうとなるまいと人の人生は有限なのです。先のことはわからない。結局のところ、人は今日を生きることしかできないのです。

テキトーに自由に生きるという健康法

ではどう生きるのが健康的な生きかたなのかといえば、自由に生きることだとわたしは思います。多くの人は社会や家庭のなかで責任感やプレッシャーを抱えて生きてきたことでしょう。

若いころは責任感がパワーになることもあるし、プレッシャーによって成長することもできる。それはそれでよかったのだと考え、「でもこれからは自由に生きよう」とシフトチェンジすれば心が楽になること請け合いです。

還暦をこえたら「思いわずらうことから卒業して、好きなことだけする」と決めるのも一案。

「いろいろなものや、複雑な人間関係から自由になりたい」という気持ちに正直にしたがえば、新たな世界が広がることでしょう。すぎてしまった過去にこだわらず、まだ来ない未来に対する不安は手放し、今だけを見つめれば希望しかわいてこないかもしれません。

「何事も中途半端に終わらせてはいけない」「誰とでもそつなくつき合わなくてはいけない」というのは、仕事人間時代には大切な心がけだったかもしれませんが、リタイヤ後はかならずしも美徳ではありません。むしろ「かくあるべし思考」は悪しき習慣だといえるのです。

たとえば趣味は「つまらないな」と感じたらやめる、人づきあいも「つまらないな」と感じたらやめる。「つまらない」と感じることに時間やエネルギーを投じている場合ではありません。でも、それさえもガチガチに決めず、気分次第だとテキトーに考え、フワフワ生きるのがいちばんだと思います。

若い人に「お気楽でいいよな〜」などと揶揄されたら、「人生のご褒美だ、お前も頑張れよ」といい返してやりましょう。「これからのことを考えて、しっかり生きなくちゃダメだ」などと説教がましいことをいう人のことは放っておけばいいのです。

自分がテキトーにフワフワ生きていると、他者に対しても細かいことが気にならずに許せるし、鷹揚になるものです。どうでもいいやと思えば、こわいものはなくなります。

何でもやりっぱなしでいいやと思えば、見返りを期待する苦しみから逃れられます。**イライラしない、ハラハラしない、オドオドしない。**

これこそが究極の健康法。すなわち病気の壁を乗りこえるための秘訣だと思うのです。

病気《びょうき》の壁《かべ》

2023年7月15日　初版第1刷発行

著者　和田秀樹《わだひでき》
発行者　笹田大治
発行所　株式会社興陽館
〒113-0024
東京都文京区西片1-17-8 KSビル
TEL 03-5840-7820　FAX 03-5840-7954
URL https://www.koyokan.co.jp
装丁　長坂勇司（nagasaka design）
校正　新名哲明
編集協力　丸山あかね
編集補助　伊藤桂　飯島和歌子
編集人　本田道生
印刷　恵友印刷株式会社
DTP　有限会社天龍社
製本　ナショナル製本協同組合

Printed in Japan
ISBN978-4-87723-311-2 C0095

乱丁・落丁のものはお取替えいたします。
定価はカバーに表示しています。

整う力

ちょっとしたことだけど効果的な78の習慣

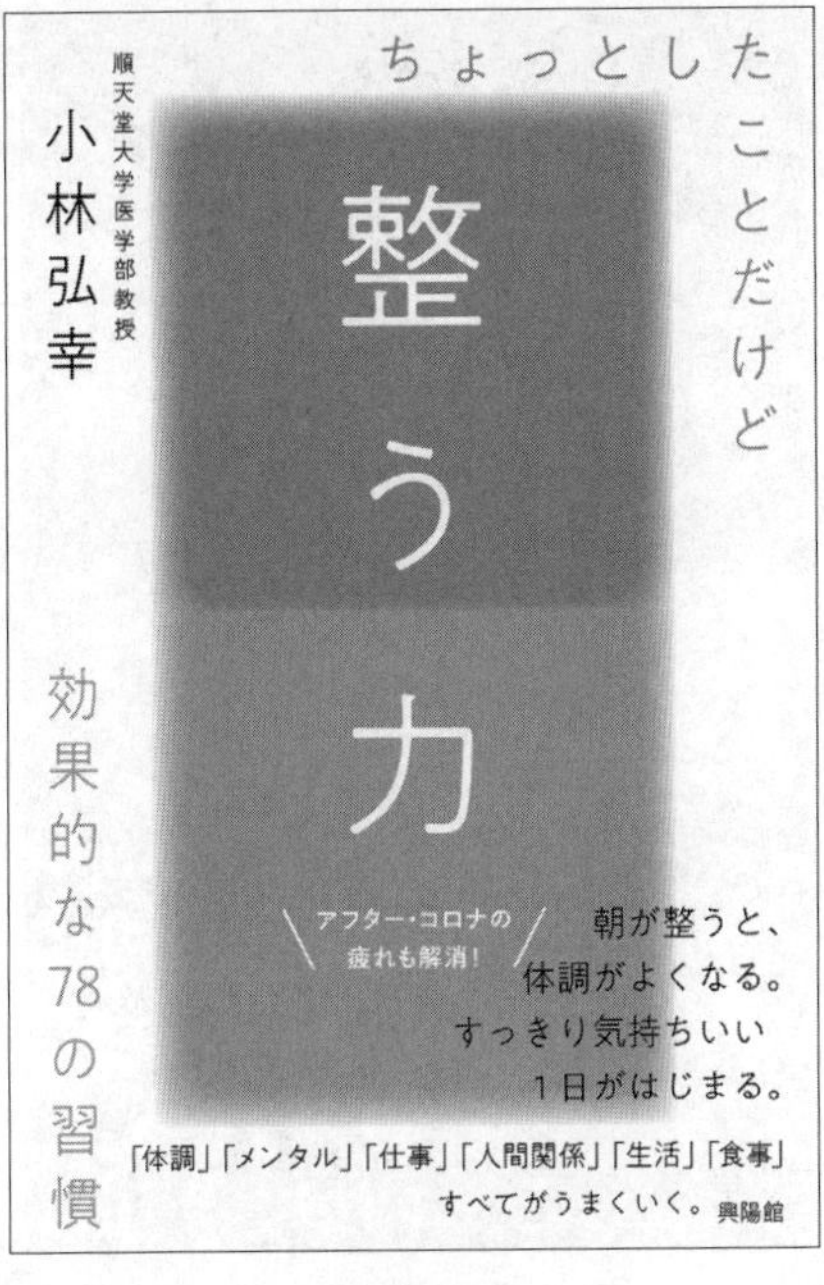

小林弘幸

本体1,100円＋税　ISBN978-4-87723-309-9 C0077

アフター・コロナの処方箋本。自律神経が整うとすべてがうまくいく！自律神経の名医、順天堂大学教授・小林弘幸先生が提唱する、メンタルと体調が整う78の習慣。

85歳のひとり暮らし

ありあわせがたのしい工夫生活

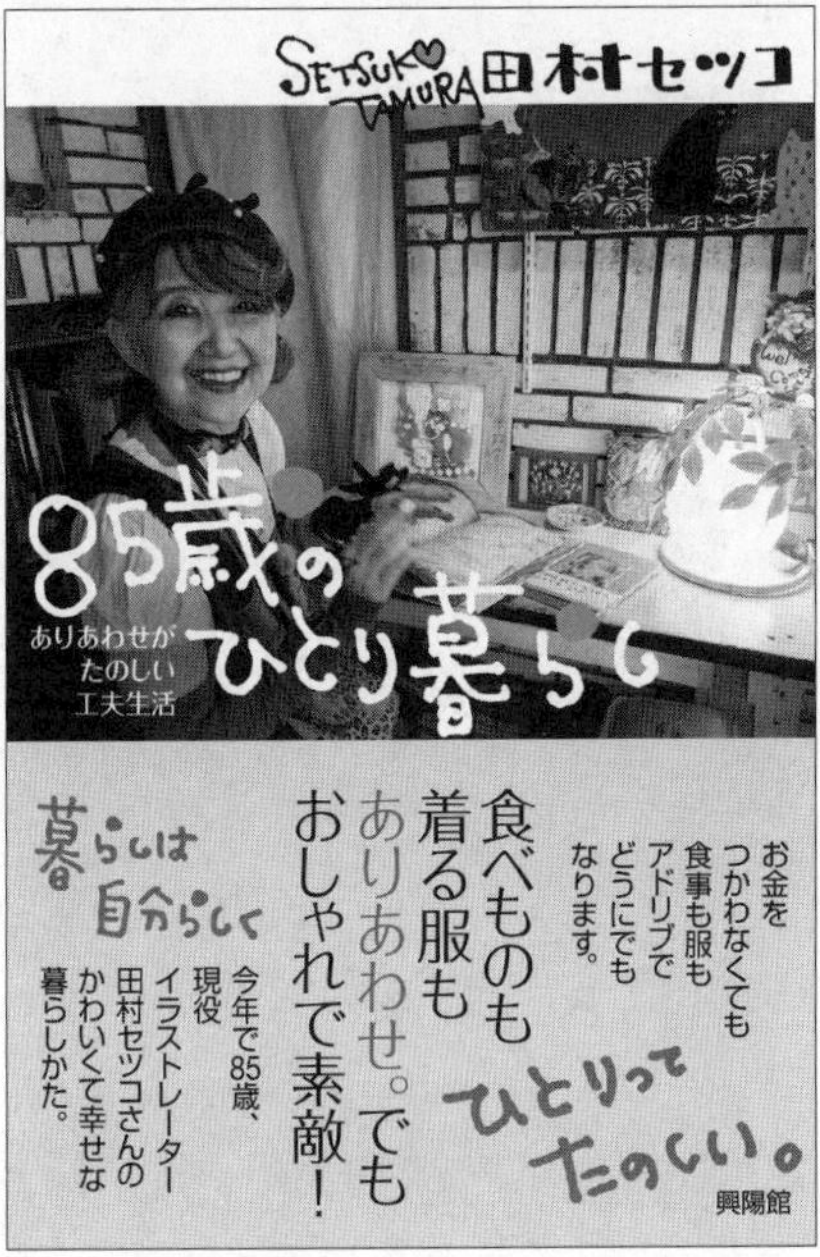

田村セツコ

本体 1,300 円 + 税　ISBN978-4-87723-305-1 C0095

食べものも着る服もありあわせ。お金を使わずかわいくておしゃれに工夫生活！ 85歳を過ぎても現役イラストレーターの田村セツコさんの素敵なひとりの暮らしか詰まった一冊。